Mental Health in the Workplace: A Practical Guide

基礎からはじめる

職場のメンタルヘルス

改訂版

事例で学ぶ考え方と実践ポイント

東京大学大学院教授

川上憲人

大修館書店

はじめに

この本では、職場のメンタルヘルス、つまり働く人の心の健康に関する基礎知識とその対策に役立つ、基本となる知識と技術についてご紹介します。特に、いわゆる管理職である管理監督者や、総務部とか人事部の担当者である人事労務担当者に、ぜひ読んでいただければと思っています。それは、この方々が職場の生産性の維持、組織の管理に責任を持っているだけでなく、従業員の心の健康の保持・増進にも大事な役割と責任を持っているからです。

言ってみれば、管理監督者や人事労務担当者は、職場のメンタルヘルス対策における第一線のプレイヤーです。たとえ、会社に専門家がいたとしても、管理監督者や人事労務担当者抜きで職場のメンタルヘルス対策を進めることはできません。

そう言われると、管理監督者や人事労務担当者の方々は、専門家でもない自分に何ができるのか、と不安に思うかもしれません。あるいは、部下の心の健康問題に対応することを負担に感じるかもしれません。確かに、専門家である医師は診断、治療ができ、臨床心理士は心理カウンセリングの技術を持っています。しかし、まず、部下の異変に気づき、声かけをしたり、相談に乗ったりできるのは、毎日職場で顔を合わせる管理監督者です。その管理監督者が対応するにあたり、迷ったり困ったりしないように、しくみやルールを準備しておくことができるのは、人事労務担当者です。従業員をストレスから守り、活気のある職場をつくるための活動は、職場をよく知っている管理監督者や人事労務担当者の力があってこそ、なのです。

職場のメンタルヘルス対策には、様々な立場の人の力が必要です。うまく進める最大のコツは、管理監督者、人事労務担当者、そして専門家といった関係者が、それぞれに役割を果たし連携をとることだと言ってもいいでしょう。キーパーソンである管理監督者や人事労務担当者が、メンタルヘルスの基礎知識を持っていれば、各専門家ともうまく協力できるようになります。

この本では、管理監督者や人事労務担当者が、「具体的に何をすればいいのか」に焦点を当てました。職場の健康管理は、一般的には産業保健スタッフによって行われます。特に心の健康問題のような専門性の高い問題は、産業保健スタッフの中でも、産業医や保健師などが主に担当します。しかし、多くの小さな規模の事業場では、産業医や保健師などが社内にいない場合もあります。事業場の規模が大きくても小さくても、心の健康問題を抱えた従業員はあらわれ、可能な範囲で職場のメンタルヘルス対策を進める必要があります。そこで、本書では、第一線のプレイヤーである管理監督者や人事労務担当者が「できる」、あるいは「取り組んでほしい」と思うことを記載しました。

働く人のメンタルヘルスを巡る状況は、時代とともに変化し、考え方や方法論も、しだいに進化してきています。単にストレスがないとか、病気にならないというようなネガティブなマイナス部分を減らすだけでなく、すべての働く人がもっといきいきと働くこと、ポジティブをよりポジティブにすることも職場のメンタルヘルス対策であるという考え方が強くなってきました。このような考え方をポジティブメンタルヘルスと言い、管理監督者や人事労務担当者にとってこれから大事になる視点ですので、こうした最先端の考え方についても取り上げました。

２０１９年末からは、新型コロナウイルス感染症の流行（コロナ禍）により、人々の働き方が大きく変化しました。そうした状況下でどのように職場のメンタルヘルス対策を進めるのかについても解説します。

この本は入門書です。もっと高度な知識、詳しい資料などについては、また別の書籍を参考にしてください。

しかし、この本を一通り読んでいただくことによって、働く人のメンタルヘルスについての一番大事な考え方と実践のポイントを理解していただけると思います。

この本で使用している言葉の解説

この本では、似たような言葉がいろいろ出てきます。読み進めていく中での理解の助けとなるよう、簡単に解説しておきます。

働く人：職業を持っている人のこと。日本全体で仕事についている人を広く一般的に呼ぶ時に使います。

従業員：会社や工場などで働く人のことで、会社や組織に雇われて、経営者や管理職の指示で働く人のことです。

労働者：事業者に雇われて働く人のことで、法律でいう従業員のことです

会社：企業、組織のことです。一般には民間企業を指しますが、この本では県庁や学校などの公的組織についても当てはまるように書いています。会社には、複数の事業場がある場合があります。

事業場：同じ場所にあり、組織的に業務を行っているひとまとまりの単位を言います。たとえば、一カ所に工場があれば、それが1つの事業場となります。同じ会社でも、別々の場所に事務所があれば、それぞれの事務所が別の事業場になります。

職場：事業場の中のより小さな単位である、部や課などの部署のことです。

産業保健スタッフ：事業場の産業保健に関わる医師や保健師のことで産業医、保健師、看護師、衛生管理者のことを言います。事業場で雇用されている心理職や精神科医、作業環境の専門家などを含めることもあります。人事労務担当者を加える場合には「産業保健スタッフ等」と「等」を後ろにつけます。

衛生管理者：法律で選ぶことが決まっている労働安全衛生のうち衛生に関する業務の実務を担当する人です。国家資格で、常時50人以上の労働者を使用する事業場では、事業場の規模に応じて定められた数の衛生管理者を選任し、衛生に関わる技術的なことを管理させることが必要です。これより小さい規模の事業場では、衛生推進者を選ぶことが必要です。

経営者：社長などの事業主、事業の経営を行う人のことです。

事業者：事業を行う個人（事業主）や組織（法人・団体）のことです。労働安全衛生法では経営の主体である事業者が、使用する労働者の健康および安全に責任を持つ義務を負っています。事業者は総括安全衛生管理者を選び、この人が安全と健康を全体的に管理します。総括安全衛生管理者には、工場長や営業所長などがなっていることが多いです。

衛生委員会：月1回開催され、労働者や産業医の意見を聞きながら事業場の安全衛生の方針や活動を意見交換し決定する（審議する）場です。労働安全衛生法において常時50人以上の労働者を使用する事業場では、設置することが義務づけられています。

はじめに……iii
この本で使用している言葉の解説……vi

第1章 働く人のメンタルヘルスが大事な理由

1 働く人にとって、大事な理由……2
2 会社にとって、大事な理由……4
1 生産性と直結している……4
2 法律で求められていることがある……6
3 労働災害や民事訴訟の未然防止……7
3 ポジティブなメンタルヘルスが大事な理由……10
1 ネガティブからポジティブへ……10
2 ポジティブなメンタルヘルスに着目する利点……11
コラム 教員のストレスとメンタルヘルス……12

第2章 働く人のストレスとメンタルヘルス不調

1 働く人のメンタルヘルス不調の実際……14
1 メンタルヘルス不調とは……14
2 働く人はどのくらい心の病気にかかっているか……15
2 働く人のストレス……17
1 ストレスとは何か……17
2 働く人のストレスの現状……19
3 仕事によるストレスと理論モデル……21
4 仕事によるストレスと関連のある健康問題……23
3 働く人における心の病気……26
1 心の病気とは何か……26

2 心の病気の種類 …27
3 働く人における自殺 …40

4 精神障害等による労働災害や過労自殺の民事訴訟 …42
1 精神障害等による労働災害 …42
2 脳・心臓疾患による労働災害 …44
3 過労自殺の民事訴訟 …46

第3章 心の健康を保つための活動

1 メンタルヘルス不調への気づきと相談対応 …48
1 メンタルヘルス不調への相談対応の考え方 …48
2 管理監督者が行う相談対応 …51
3 フローチャートで見る管理監督者の相談対応 …59
4 人事労務担当者が行う相談対応のしくみづくり …64
5 相談者の問題を分析し、対応を考えるためのプロのスキル …68

2 職場復帰の支援 …72
1 メンタルヘルス不調で休業した従業員の職場復帰 …72
2 管理監督者は、職場復帰にどのように対応するか …74
3 人事労務担当者が行う職場復帰の体制と手順書づくり …98

3 自殺予防のために …106
1 自殺の可能性のある部下への対応 …106
2 自殺発生後の対応 …114

4 職場環境改善によるストレス対策 …116
1 職場環境などの評価と改善の考え方 …116

2 調査票による職場のストレスの評価……120
3 管理監督者が行う職場環境の改善……128
4 従業員参加型の職場環境改善……135
5 人事労務担当者が行う職場環境改善の計画的推進……143

5 予防のためのストレスマネジメント……146
1 認知行動療法に基づいたストレスマネジメント……146
2 リラクセーション法……153
3 生活習慣……155

6 ポストコロナの新しい働き方をめぐる対応……159
1 事業者や管理監督者の対応に関する7つのポイント……159
2 テレワークでの支援……167

第4章 職場のメンタルヘルス対策の計画的推進

1 職場のメンタルヘルス指針の概要……172
1 指針に示されたメンタルヘルス対策の考え方……172
2 衛生委員会で検討すべきこと……173
3 心の健康づくり計画……174
4 4つのケアとは何か……174
5 特に重要な4つの活動……176
6 メンタルヘルスに関する個人情報の保護……178

2 事業場内の体制づくり……181
1 事業者に必要性を説明する……181
2 衛生委員会で検討する……185
3 関係者の役割分担を決める……186

4 精神科などの外部の機関を活用する……191

3 心の健康づくり計画の策定……194
1 心の健康づくり計画に含まれるべき内容……194
2 年次計画を策定する……195
3 評価の方法を計画する……196
4 文書化し周知する……198
5 事業場における心の健康づくり計画の実例……198

コラム 学校の心の健康づくり計画……201

4 ストレスチェック制度……202
1 ストレスチェック制度とは……202
2 ストレスチェック制度の実施方法……205
3 ストレスチェック制度を効果のあるものにする……213

4 記録の取り扱いに注意する……215
5 不利益取り扱いをしない……215

5 メンタルヘルス教育研修と情報提供……217
1 管理監督者向け教育研修・情報提供……217
2 従業員向けの教育研修・情報提供……219
3 メンタルヘルス教育の企画と実施……221

コラム メンタルヘルス研修を学校でも……228

6 職場のハラスメント対策……229
1 事業者の義務となった理由……229
2 職場のハラスメントとは……230
3 職場のハラスメントへの対策……233

第5章 職場のポジティブメンタルヘルスへ

1 職場のポジティブメンタルヘルスの動向 …… 238

1 職場のポジティブメンタルヘルスへの関心の高まり …… 238

2 ワーク・エンゲイジメントの考え方 …… 239

3 職場のコミュニケーションや一体感の重要性 …… 241

2 「健康いきいき職場づくり」

―日本型ポジティブメンタルヘルスの考え方 …… 243

1 「健康いきいき職場」とは何か …… 243

2 「健康いきいき職場」の条件 …… 246

3 職場のポジティブメンタルヘルス対策の実際 …… 248

1 会社レベルでの活動 …… 248

2 部署レベルでの対策 …… 250

3 経営とポジティブメンタルヘルス …… 254

4 職場のポジティブメンタルヘルスを支援する活動 …… 255

参考文献 …… 257

おわりに …… 258

第 1 章

働く人の
メンタルヘルスが
大事な理由

01

働く人にとって、大事な理由

ここで学ぶこと

- 働く人にとってメンタルヘルスは大事である
- 働く人のメンタルヘルスは家族にとっても大事である

働く人には、落ち込みや不安といった気分、アルコールの問題、うつ病などの精神的な病気など、メンタルヘルスに関わる問題が起きることがあります。こうした問題が起きると、仕事や生活に影響が出て、集中力や気力が低下し、大事な責任や役割を十分こなせなくなり、ミスも増えます。少しがんばっただけで強い疲労感におそわれ、仕事や家事が続けられなくなってしまいます。回復にしばらく時間がかかり、ひどい場合には数ヶ月以上休んで回復に努めなくてはならない場合もあります。たとえばうつ病になると、回復するまでに平均で6ヶ月以上かかります。

働く人のメンタルヘルスに関わる問題は、本人だけでなく、家族にも影響します。本人のメンタルヘルスの問題による休業が長引けば、家族の経済的な生活が不安定になるかもしれません。本人が仕事による過度なストレスを家庭に持ち帰れば、家族との関係に影響が出るかもしれません。

また、そもそも毎日の仕事や職場の環境は、働く人のメンタルヘルスに影響を与えるものです。長時間の残業や休日出勤が続けば、心身ともに疲労し、仕事の楽しみを感じられなくなってしまいます。疲れて能率が上がらなくなれば、良いアイディアも浮かびません。

職場で受ける毎日のストレスは、知らず知らずのうちに働く人のメンタルヘルスに影響を与えているのです。もし、仕事によるストレスのせいで、人生の楽しみが4分の3に減っているとしたら、その状態が20年、30年と続いたとしたら、それは働く人の人生にとって大きな影響を与えます。

働く人のメンタルヘルスは、働く人自身とその家族の健康で幸福な生活にとって、重要な課題なのです。

02 会社にとって、大事な理由

ここで学ぶこと

- 働く人のメンタルヘルスは生産性と直結している
- 職場のメンタルヘルス対策を行うことが法律や判例で求められている

会社にとっても、働く人のメンタルヘルスは大事です。これには2つの理由があります。

1 生産性と直結している

1つめは、働く人のメンタルヘルスは会社の活気や生産性と直結している、ということです。会社によっても異なりますが、メンタルヘルスに関わる問題で30日以上休んだ従業員の割合は、おおむね1%、100人に1人の割合です。また、出勤はしていてもメンタルヘルスに関わる問題のために十分な力で働けない人も存在しています。たとえば、うつ病になった人の生産性の低下を金額にして計算すると、平均3ヶ月分の給与に相当するとも言われています。次の事例を見てください。

事例

うつ病での休業が相次いだ支社

ある会社の支社では、合計10名の従業員が働いていた。ある時、支社長が長時間労働でうつ病になって倒れ、次長が支社長分も含めて2人分働いたところ、過労でうつ病になって休業してしまった。さらにその下の課長が、支社長分、次長分も含めて3人分の仕事を担当して働いたところ、過労でうつ病になり出社できなくなった。この支社の業務は停滞し、支社を閉鎖するという結果になってしまった。

この事例は、従業員のメンタルヘルスに対する配慮が不足した結果、経営的にも大きな問題が発生してしまったという、わかりやすい例だと思います。特に重要な業務、他に代わりのいない業務を担当している人の休業は、経営活動そのものに支障が生じます。メンタルヘルスに関わる問題で休業している従業員がいる職場では、その他の従業員の業務量が増え、その人たちのメンタルヘルスが悪化し、さらに生産性の低下が進むことになります。2012年に約6500万人だった労働力人口は、2030年には約5700万とおよそ10％減少すると言われています。会社にとって、これからは従業員の確保が重要な課題であり、一人ひとりにこれまで以上に能力を発揮してもらう必要があります。

自信や希望を持って働けている、すなわち、良いメンタルヘルス状態にある従業員は、職場で起きる様々な変化にも工夫して対応し、積極的、自律的に業務を遂行し、会社を支えてくれる存在となるはずです。変化の時代にある会社にとって、従業員のメンタルヘルスを守ることは、大事な経営戦略の1つです。

2 法律で求められていることがある

もう1つ覚えておく必要のあることは、職場のメンタルヘルス対策は、法律的にも求められているということです。

働く人の安全と健康の保持について定めた基本的な法律である「労働安全衛生法」では、50人以上の労働者を使用する事業場ごとに衛生委員会を設置し、労働者の健康の保持・増進について労使（事業者と労働者）で話し合うことが定められています。衛生委員会では、「労働者の精神的健康の保持増進を図るための対策の樹立に関すること」、つまり職場のメンタルヘルス対策を審議することが決められています。50人未満の事業場でも、従業員の意見を聞く衛生委員会のような場を設けることが必要となっています。

2015年12月から施行されたストレスチェック制度も労働安全衛生法により、毎年1回の実施と希望があれば医師による面談の提供をすることが決められています。また2020年からは職場のハラスメント対策も義務化されています。

3 労働災害や民事訴訟の未然防止

次の事例を見てください。

事例　民間で初めての労働災害認定

1982年、設計会社の社員がうつ病のために初めて労働災害の認定をされた。この社員はある時、大きな設計プロジェクトを担当することになった。技術的にも難しい案件であった上に、仕様の変更も相次ぎ、作業は遅れていった。注文者からは厳しい督促が続く中で、この社員は長時間の労働を続け、しだいに精神的に追い詰められ、うつ病になってしまった。ある朝、出勤途中に降りる必要のない駅で下車し、入ってくる電車にホームから飛び込んで自殺を図った。運良く、命は助かったが、両足を切断せざるを得ない状態となり、車いすの生活を余儀なくされた。その後1年以上、精神科に入院することになった。

幸運にもしだいに回復し、リハビリテーションのできる施設に転院し、また設計の仕事につくために職業訓練を受けるまでになった。仕事の過重によるうつ病の発症とそれによる両足切断に対して、労働災害による補償の支給が決定された。

国が行っている労働者災害補償保険は、会社が国に保険料を支払い、働く人がけがや病気になった場合には、この保険から治療費や休業中の給与などが支払われる（補償される）というしくみです。

このケースを契機に、精神障害や自殺に対する労働災害補償の機運が高まりました。その後、１９９９年から労働災害を認定する上で、精神障害などが仕事と関連したかどうかの判断指針が出され、２０１１年12月からは「心理的負荷による精神障害の認定基準」が出されました。労働災害を出さないことは、労働安全衛生法に基づいた会社の義務です。

働く人が仕事のために精神障害にならないこと、すなわち精神障害などによる労働災害を予防することは、会社の基本的な責任となります。また、精神障害により従業員が自殺した場合、会社が遺族から民事訴訟を起こされることもあります。

過労自殺の民事訴訟は、損害賠償金としての損失だけでなく、会社に対する社会的評価、ひいては採用や株価にも影響を与える可能性があります。過労自殺を未然に防止することは、経営的にも大きな損失を防止することにつながります。

次の事例を見てください。こうした事例は現在でもまだ起きています。

事例　**過労自殺と民事訴訟**

1991年、ある会社の従業員が長時間労働の上自殺し、両親は会社を相手に民事訴訟を起こした。

仕事による長時間労働と自殺には関係があり、会社にはこの従業員の健康や安全に注意する義務（安全配慮義務）がありながらも、それを怠ったためにこのような結果になったことを理由として、約1億2600万円の賠償金を支払うよう求めた。

最終的に、2000年に最高裁において、その上司らが恒常的に長時間労働に従事していることで従業員の健康状態が悪化していることを認識しながら、負担を軽減するような措置を取らなかったことが、会社の注意義務違反（安全配慮義務違反）であることが認められた。

その後、差戻審である東京高裁での審理において、会社が遅延損害金などを含めた約1億6800万円を両親に支払うとの内容で、和解が成立した。

03

ポジティブなメンタルヘルスが大事な理由

ここで学ぶこと

- 働く人のポジティブなメンタルヘルスに注目が集まっている
- ポジティブなメンタルヘルスへの取り組みは会社にメリットがある

1　ネガティブからポジティブへ

働く人にとって、職場はただ仕事をこなす場というだけでなく、楽しみや充実の源でもあります。もしコミュニケーションがよくとれ、お互いに認め合い、つながり合うような、そんな職場であったら、そこで働く人は、仕事をとおして元気やエネルギーをもらい、自分が大事な仕事をしているという感覚から、自分への自信や満足が高まり、他の人たちと一緒に成長することができるでしょう。また、そんな職場であれば、1人が1・5倍、あるいは2倍にも生産性を発揮することができるはずです。

日本ではこれまで、うつ病やストレスなどネガティブなメンタルヘルスの問題に対応することが職場のメンタルヘルス対策の中心でした。しかし近年、働く人のポジティブなメンタルヘルスを増進することの重要性が指摘されるようになってきています。ストレス対策やメンタルヘルスの問題による休業者の復職支援など、ネガティブなメンタルヘルスへの対応もまだまだ大事ですが、ポジティブなメンタルヘルスに着目した活動（第5章参照）に取り組む必要が出てきています。

2　ポジティブなメンタルヘルスに着目する利点

職場のメンタルヘルス対策という時、ネガティブな面だけでなく、ポジティブな面に着目することには大きな利点があります。それは、職場のメンタルヘルス対策をより一層、経営とつなげ、経営戦略として位置づけることができるようになることです。

たとえば、うつ病などの病気への対策の場合、どうしても専門家の意見や技術に頼らざるを得ません。そのため、事業者や人事労務担当者の立場からすると、主治医となった精神科医や産業医などの医療の専門家に職場のメンタルヘルス対策をゆだね、それを見守るのがよい、と考えがちです。しかし、職場のコミュニケーションや管理監督者のマネジメント能力などといった組織の要因が、働く人のメンタルヘルスに影響を与えていることがわかってきました。こうした組織の改善は、専門家ではなく、事業者や人事労務担当者こそが対応できることです。ポジティブな面に着目することで、経営の視点から見たメンタルヘルス対策に積極的に取り組むことができるようになります。活力のある職場づくり、生産性の向上による組織の持続・発展は、経営目標そのものでもあるはずです。

コラム

教員のストレスとメンタルヘルス

メンタルヘルスに関する問題が多い職業として、看護師、ＩＴ技術者と並んで、教員がしばしば引き合いに出されます。小学校、中学校、高等学校などで精神疾患により病気休職している教員の数は全国で年間およそ５５００人で、全教員数の０・５９％にあたります。１９９８年頃から急激に増加し、その後、高止まっています。一方で、精神疾患以外による病気休業者は年間３０００人程度と、大きな変化がありません。

教員のストレスが増えている背景として教員（特に小・中学校の教諭）の残業時間の増加、授業などの教育活動以外の用務の増加、保護者との関わりのために割かなくてはいけない時間、提出しなければならない報告書など、業務量の増加があります。

第 2 章

働く人のストレスとメンタルヘルス不調

01 働く人のメンタルヘルス不調の実際

ここで学ぶこと

- メンタルヘルス不調とは、何か
- 働く人のメンタルヘルス不調は多い

1 メンタルヘルス不調とは

働く人の心の健康問題を広く「メンタルヘルス不調」と呼び、以下がその定義です。

「精神および行動の障害に分類される精神障害や自殺のみならず、ストレスや強い悩み、不安など、労働者の心身の健康、社会生活および生活の質に影響を与える可能性のある精神的および行動上の問題を幅広く含むものをいう」

（労働者の心の健康の保持増進のための指針　2015年）

メンタルヘルス不調には、心の病気から仕事によるストレスのための悩みや体調不良まで幅広く含まれています。心の病気は、精神科医などでないと正確に診断するのは難しいため、職場では「メンタルヘルス不調」という大きなくくりで問題への気づきや対応、支援を考えていきます。特に、仕事や生活に支障が起きているメンタルヘルス不調に気づき、対応することが大事です。

2　働く人はどのくらい心の病気にかかっているか

❶メンタルヘルス不調での１ヶ月以上の休業者

図２―１を見てください。１０００人以上規模の事業場では半数以上で10人以上の休業者が、１００―２９９人規模では３割で１人以上の休業者がいます。別の調査では、平均して従業員の２００人に１人が、１ヶ月以上休んでいるという結果も出ています。こうした結果から、多くの事業場ではメンタルヘルス不調のた

図２-１　事業場規模別に見たメンタルヘルス不調での1ヶ月以上の休業者数の分布（厚生労働省大臣官房統計情報部雇用・賃金福祉統計課　平成30年労働安全衛生調査）

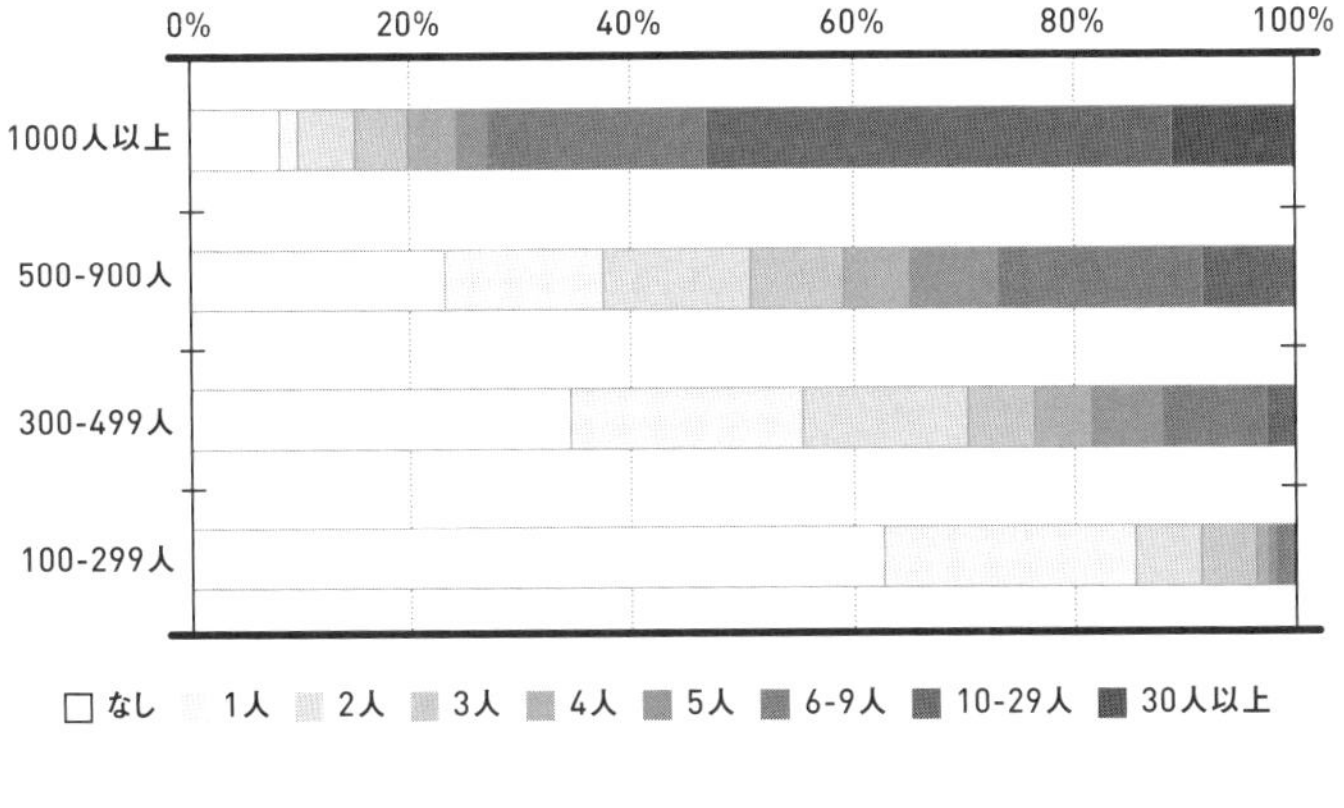

めに1ヶ月以上休業している人が、従業員の人数あたり0・5～1％程度は存在すると推測できます。ただ、この数字は業種や事業場の状況によっても異なるため、実際には2倍程度存在する事業場もあります。

❷心の病気の患者数と働く人のうちで心の病気にかかっている割合

残念ながら、日本には働く人における心の病気の患者数を調査したデータはありませんが、2017年の「患者調査」によれば、心の病気で治療を受けている人は全国で約348万人で、日本の人口の約3％にあたります。このうち、入院している人は約25万人で残りの約323万人は、地域で暮らしながら治療を受けていることになります。ここに医療機関を受診しない人も含めるともっと多くなりそうです。様々な心の病気の中でも気分障害という、うつ病を含むグループの総患者数が約128万人と最も多くなっています。1999年には約44万人だったので、20年間で3倍近くも増加しています。

医療機関を受診しない人もいるので、心の病気にかかっている人自体はもっと多そうですが、調べるには特別な調査が必要です。「世界精神保健日本調査」から、働く人のうち過去1年間に心の病気を経験した人の割合が計算されています。この結果によると、働く人のうち約8％の人が過去1年間に何らかの心の病気を経験していました。これらから、従業員10人に1人くらいの頻度で心の病気に遭遇すると考えておくとよいでしょう。

02 働く人のストレス

ここで学ぶこと

- 仕事によるストレスを感じている人は多い
- 仕事によるストレスは心と体の健康に影響する

1 ストレスとは何か

❶実はシステム全体を指す用語

「ストレス」という言葉は曖昧な言葉で、人によって使い方がまちまちです。

ストレスには、①ストレッサー(ストレスの原因になるもの)、②ストレス反応（ストレスの結果生じてくる症状や状態)、そして③ストレスの修飾要因（ストレスの過程を和らげたり、悪化させたりするもの）という3つの要素があります（次頁図2―2)。専門家は、この3つの言葉を分けて使います。

強いストレッサーがあるとストレス反応が起き、長期に続くと健康問題が起きます。しかし修飾要因、たとえば話を聞いてくれたり、助言したりしてくれる友人や家族がいる場合には、ストレッサーが強くてもストレス反応は起きにくくなり、健康問題が生じる可能性も減ります。

「ストレス」とは、実はこうした3つの要素からなるシステム全体を指す用語です。

❷生存競争での大きな役割

ストレスは、人間の脳の働きから起きてきます。たとえば、まだ原始時代だった頃には、ストレスは役立つシステムでした。狩りの途中でライオンなどの猛獣に出会うというような危機を感じる状況に出会った時には、ただちに逃げる準備をしなくてはいけません。この時、脳の中心にある視床下部や辺縁系と呼ばれるストレスセンターは活動レベル

図2-2　ストレッサー、ストレス反応、修飾要因、健康問題との関係（著者原図）

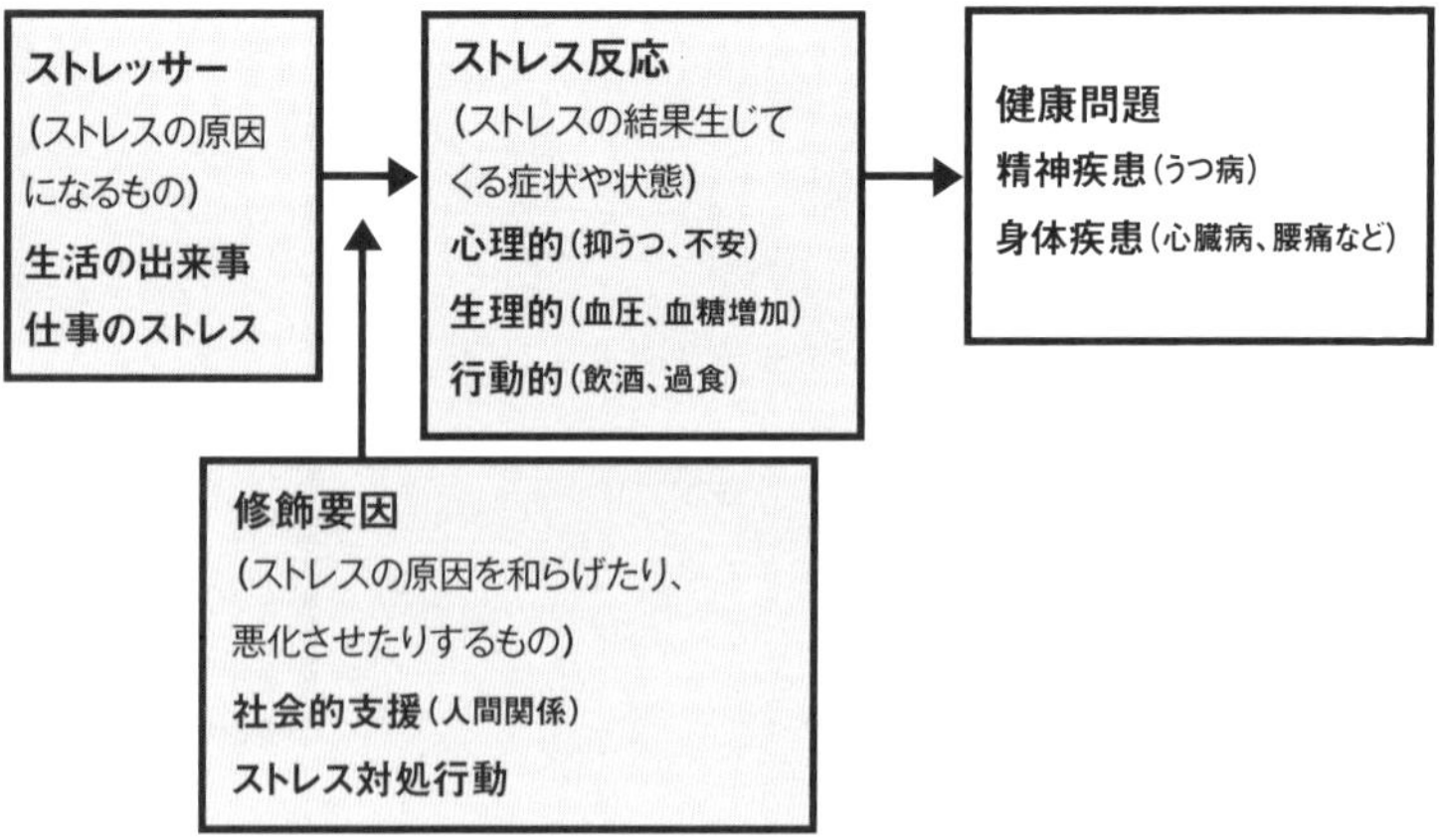

を上げ、体内に各種のストレスホルモンが分泌され、交感神経系が興奮し、脈拍が早くなり、血圧や血糖値を上昇させます。しかし、猛獣から逃げた後は、草むらで静かに隠れているとストレスセンターの活動はおさまり、通常の状態に戻ります。この反応は、まさにストレス反応ではありますが、実はヒトという種が生存競争を経て生き残る上で大事な反応でもありました。しかし現代では、上司に叱責されて不安を感じても、原始時代のように、草むらに隠れてストレス反応が消えるまで待つことができません。翌朝には、職場に出勤して上司と顔を合わせることになります。ストレスセンターの興奮はおさまらず、ストレス反応は長期に、慢性的に持続することになります。分泌されたストレスホルモンのために血圧や血糖値の増加が持続すると生活習慣病になりやすくなります。また、脳機能を低下させ、判断力が鈍ったり、気分が落ち込みやすくなったりします。現代では、ストレス反応は少々やっかいなものになっており、うまく取り扱う必要があるのです。

2　働く人のストレスの現状

仕事によるストレスを感じている人の割合を、厚生労働省は5年に1度行われる「労働者健康状況調査」で調べていました。この調査は、2012年を最後に廃止されましたが、以降は、「労働安全衛生調査」において、同じ調査方法で毎年調べています。仕事や職業生活での強い不安、悩み、ストレスを感じている人の割合は、2018年では58％となり、半数以上が仕事によるストレスを感じていることがわかります（図2―3）。

「強い不安、悩み、ストレスを感じる」と回答した人を100％とし、その理由を3つまであげてもらうと、「仕事の質・量」（59・4％）、「仕事の失敗、責任の発生等」（34・0％）、「対人関係（セクハラ・パワハラを含む。）」（31・3％）がトップ3です（平成30年労働安全衛生調査：実態調査）。

「対人関係（セクハラ・パワハラを含む。）」の頻度は、増加する傾向にあります。

図2-3　仕事や職業生活に関する強い不安、悩み、ストレスを感じる労働者の割合の年次推移（厚生労働省）

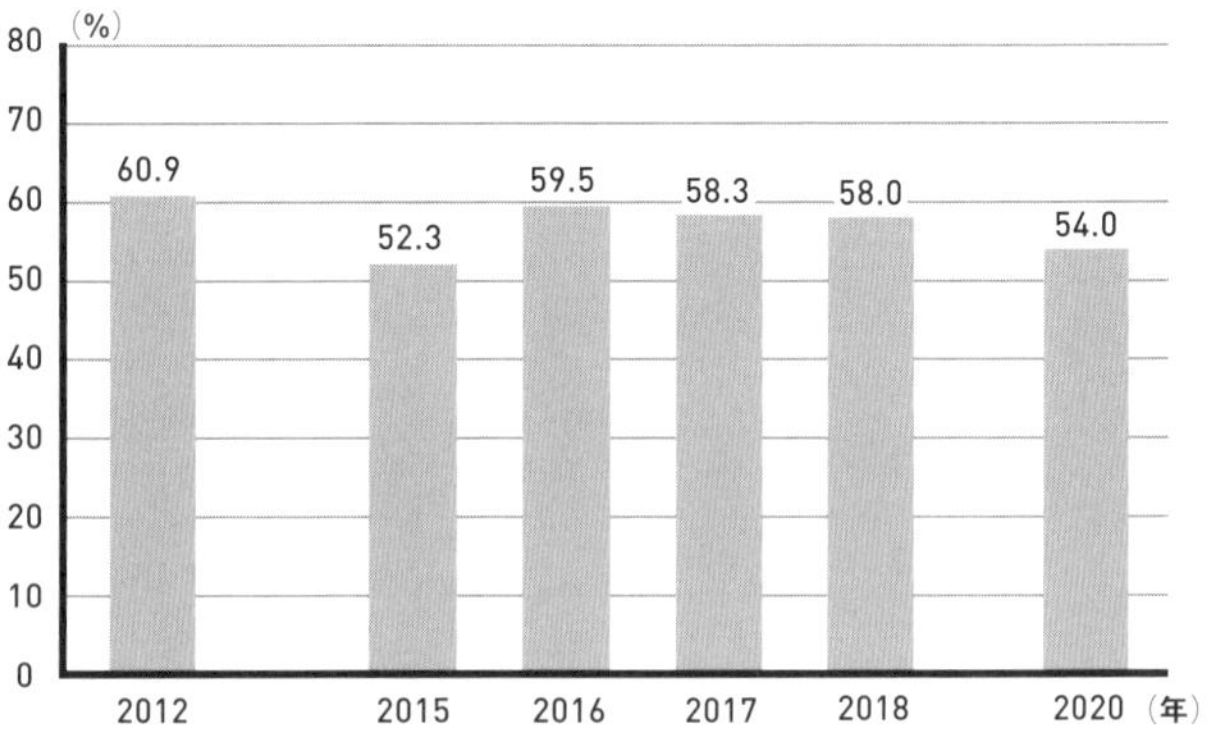

2012年は労働者健康状況調査（これ以降廃止）、2013-2014年は該当する調査なし。2015-2018、2020年は労働安全衛生調査（実態調査）。

3 仕事によるストレスと理論モデル

「ストレスは人生のスパイス」と言われるように、困難な状況を乗り越える経験は、人に成長をもたらします。また、「ストレスがないといい仕事はできない」とも言われます。一般にこうしたプロセスは「挑戦」（チャレンジ）と呼ばれ、チャレンジは働く人の健康にも人間的成長にも好ましいものです。しかし、問題が大きすぎたり、うまく解決する方法がなかったりすると、疲労感や絶望感が残り、健康や生産性に影響が生じてきます。

こうした状態を「仕事によるストレス」と呼んでいます。仕事によるストレスと関係する要因には、「仕事の量、速度、質」など、働く人が心身の負担を感じる要因と、「仕事の見通しがある」「上司や同僚からのサポートがある」など、仕事をやりやすくしてくれる要因とがあります。前者を「仕事の要求度」、後者を「仕事の資源」と呼びます。この2つのバランスが崩れると、仕事によるストレスが生じてきます。

❶「仕事の要求度—コントロールモデル」

「仕事の要求度—コントロールモデル」という考え方では、その人の仕事上の裁量権（仕事をどのくらいのスピードで、どんなふうに進めるかを決めることができること）を「仕事のコントロール」と呼んでいます。特に仕事の要求度が大きく、仕事のコントロールが少ない二重苦状態になった時に、健康に悪影響が出ると考えました（図2―4）。

たとえば管理監督者は、大きな責任があるなどの高い要求度を抱えていますが、裁量権が高ければ対応していくことが可能です。一方、生産ラインの作業者の場合、裁量権は高くありません。急な増産で生産量が増えると仕事の要求度と仕事のコントロールのバランスが崩れ、不調者が出てしまいます。

❷「努力―報酬不均衡モデル」

また、これとは別に「努力―報酬不均衡モデル」も提案されています（図2―5）。この考え方では、仕事上の努力の程度に対して得られる報酬が不足する場合に、ストレス反応や健康問題が起きやすくなります。ここでの報酬には、給与だけでなく、将来の見込み

図2-4　仕事の欲求度―コントロールモデル（カラセク、1979年）

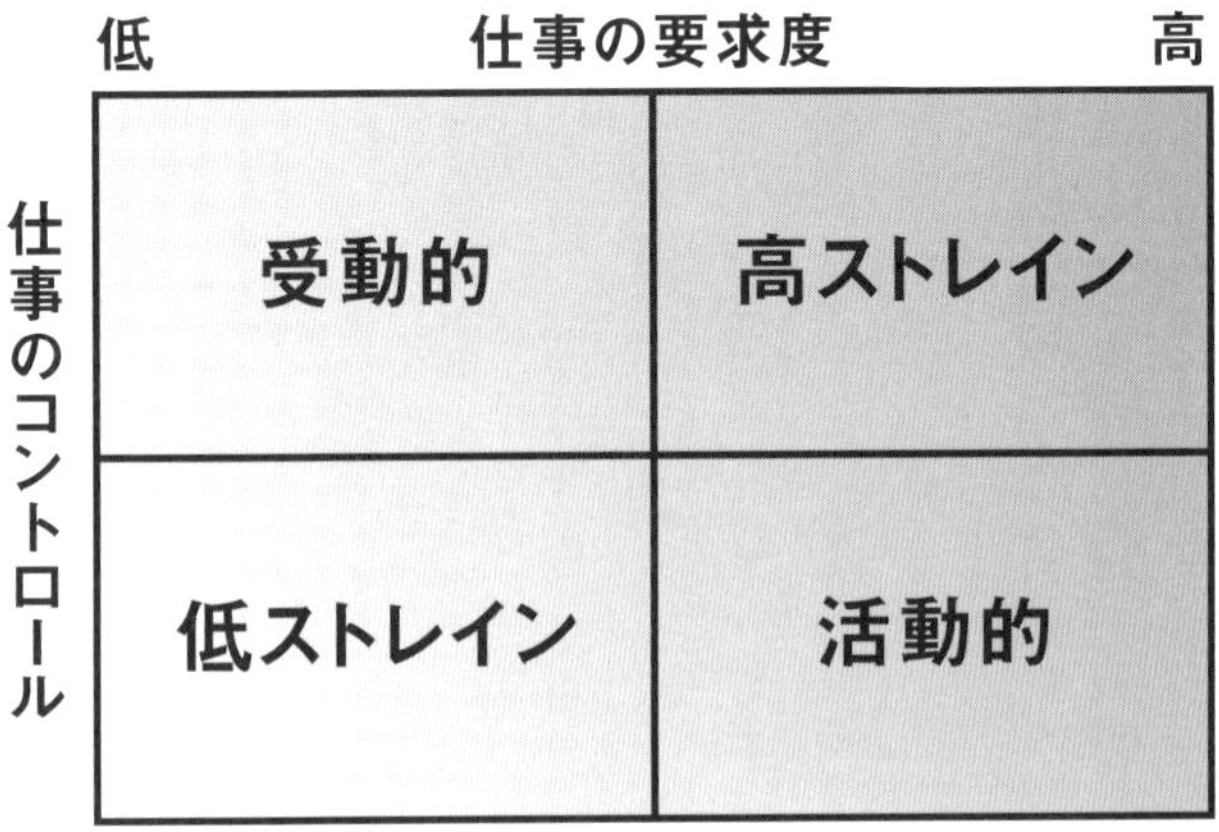

や周囲の人たちからの評価なども含まれます。

たとえば、看護師は患者からの感謝の気持ちが報酬となり、大変な仕事もこなすことができます。ところが患者から拒否されたり、怒鳴られたりすると、気持ちのバランスがとれなくなり、仕事を辞めてしまう人もいます。

ここからわかることは、大変な仕事には、それに見合った裁量権を与える、やる気を保ってやるというように二重苦状態をつくらないことが、仕事によるストレスの対策のために大事だということです。

4 仕事によるストレスと関連のある健康問題

仕事によるストレスは、あらゆる健康問題と関係があります。大まかに分けると、心の病気、体の病気、そして事故・災害です。

図2-5　努力報酬不均衡モデル（シーグリスト、1996年）

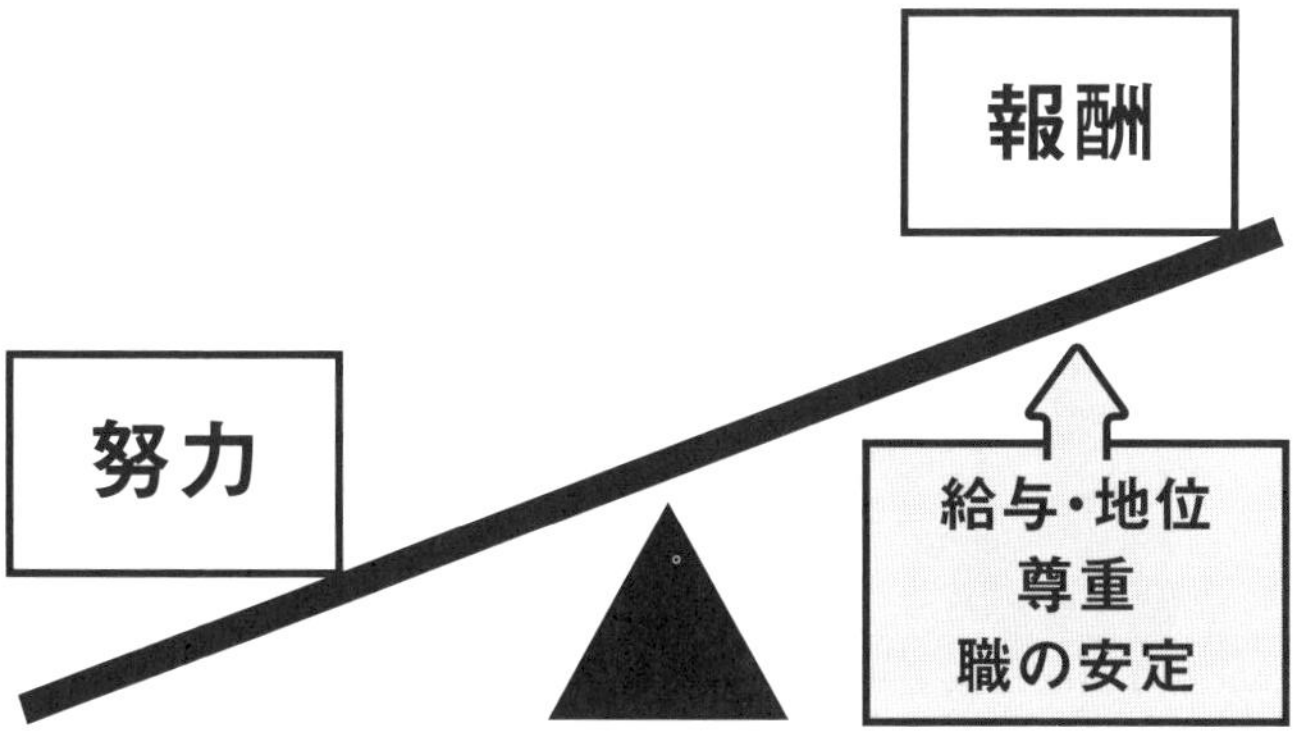

❶心の病気

特にうつ病は、仕事によるストレスとの関係が強いことが知られています。

先に紹介した2つの二重苦モデル（22—23頁）で、高い仕事の要求度と低い仕事のコントロールの組み合わせの状態にある人の場合、うつ病の可能性は1・4倍に増加します。仕事上の努力の程度に対して得られる報酬が不足する場合にも約2倍、上司の支援が低い場合、同僚の支援が低い場合にもうつ病になりやすくなります。この他、仕事の要求度が高い人では飲酒量の増加やアルコール使用障害になりやすいことも知られています。

❷体の病気

○心臓病

仕事によるストレスと心臓病との関係については、仕事の要求度が高く、仕事のコントロールが低い二重苦状態の人で、心臓病が2・2倍に増加していました。これは、たばこを吸っている場合とほぼ同じくらいの関係です。この二重苦状態に加えて、職場の上司や同僚の支援が低いことが重なり、三重苦状態になった場合には、心臓病の危険度は2〜7倍になると言われています。心臓病になりやすくなる理由は、仕事によるストレスのために、血圧が上がりやすくなるためと考えられています。また中性脂肪や総コレステロール、血糖値が増加することも関係すると考えられています。

○腰痛

仕事によるストレスにより、腰痛などの筋骨格系疾患になりやすい、あるいは慢性化しやすいこともわかってきました。仕事によるストレスが高いと、腰痛、腕の痛み、首の痛みが起きやすくなります。近年、痛みに関する研究が進み、脳で痛みの情報が記憶されるということがわかりました。仕事によるストレスのために腰痛が慢性化する背景として、仕事によるストレスで脳の機能が低下するため、痛みを感じやすくなることが考えられています。

❸事故

仕事によるストレスと事故や労働災害との関係も報告されています。仕事によるストレスがあると、仕事上の事故が約2倍発生しやすいという研究があります。また、上司や同僚からのサポートの低い人では、2〜3倍仕事上の事故が多いとの研究があります。

❹その他

仕事によるストレスは、この他に胃十二指腸潰瘍などの胃腸疾患、免疫機能の低下にも関係しています。仕事によるストレスの高い人では、飲酒量が増えること、禁煙しにくいこと、運動習慣がない傾向にあることも知られています。

03 働く人における心の病気

ここで学ぶこと

- 心の病気とは何か
- 心の病気には3つのタイプがある

1 心の病気とは何か

心の病気とは、簡単に言えば脳がうまく働かなくなることで、その人の気分や行動に病気特有の変化があらわれて本人が困っているか、日常生活に支障が出ている状態のことです。体の病気と比べると症状が見えにくいので、病気かどうかの判断に迷うこともありますが、脳という体の一部の不調だと考えると理解しやすいでしょう。

心の病気は、精神障害や精神疾患と呼ばれることもあり、法律や国の統計では、特に「精神障害」という言葉が使われています。精神疾患とは、精神障害のうちでも治療の対象になるものとする見方もありますが、日本では、これらの2つの用語はだいたい同じ意味で使われています。

心の病気は、世界中で共通した診断基準で分類されています。

有名な診断基準としては、世界保健機関（WHO）が作成した「国際疾病分類第11版（ICD－11）」（2022年適用）と、米国精神医学協会が作成した「精神疾患の診断と統計のための手引き第5版（DSM－5）」があります。これらの診断基準は定期的にアップデートされており、それぞれの心の病気について、症状の種類、持続期間、診断に必要な最低限の症状の数を決めています。

こうして、どの専門家でも共通した診断が行えるようになっているのです。

2 心の病気の種類

心の病気には、たくさんの種類があります。なかには頻度の低いものもあり、すべてが働く人に起きるわけではありません。管理監督者や人事労務担当者は、精神医学の専門家ではないので、心の病気を診断できる必要はありません。しかし、大まかにどのような病気があるのかを知っておくことは、職場での対応や専門家との連携の際に役に立ちます。

大きく分けると、❶落ち込み・不安を主な症状とするもの、❷行動上の問題を主な症状とするもの、❸思い込みや幻覚（現実にはないものが聞こえたり、見えたりすること）を主な症状とするもの、の3つのタイプに分かれます。

❶落ち込み・不安を主な症状とするもの

うつ病や不安障害（不安症）などです。気分の落ち込みや不安が強いことで、本人が苦しんだり、仕事や日常生活ができなくなったりすることがあります。こうした病気を持つ従業員に対しては、本人の落ち込みや不安に対して話を聞き、その大変さを理解してあげることが大事です。また、仕事の負担を減らすこと、精神科などで治療を受け、必要なら休養をとらせることが必要な対応になります。

○うつ病

うつ病は、2週間以上にわたってゆううつな気分が続くか、または物事への興味や関心がなくなってしまう病気です。この他、食欲や体重が減ったり、眠れなくなったり、いらいらしたり、あるいはゆっくりしか活動できなくなったり、疲れやすさや自責感、集中力の低下、死ぬことについて考えるといった症状のいくつかが同時に出現します。症状がひどい場合には、自殺の危険性に注意することが必要です。

薬物治療や精神療法などの治療により、平均6ヶ月程度でおおむね半数が回復しますが、何年にもわたり、慢性的に経過する人も2割程度存在します。

Aさんの事例を紹介しましょう。

事例　うつ病のAさん（男性36歳）

Aさんは、この数週間、特に理由はないのに経験したことがないほどの気分の落ち込みを感じていた。週末には必ずといっていいほど行っていたテニスも以前ほど楽しみに感じなくなり、ここ数週間は家でぼんやりとしている。仕事でいつも疲れているのに、ほぼ毎晩よく眠れず、朝は早めに目が覚めてしまう。食欲もあまりなく、体重が減少してきている。

仕事が遅くなり、他の人から催促され、上司もAさんの仕事がはかどっていないことに気づき心配している。Aさんは焦りを感じているが仕事に取りかかることができない。自分が嫌になって涙がこぼれ、迷惑をかけていると思うと、自分がいなくなれば会社も新しい人を雇えるし、一番良いのではないのかと思うようになった。

○不安障害

心の病気のグループのうち、不安を症状とする病気がここに含まれます。

たとえば全般性不安障害は、範囲の広い、持続的な不安が6ヶ月以上持続する病気です。パニック障害は、特別な原因はないのに突然、不安の発作が出現する病気です。この他、1人で外出する行き先やその途中に何か困ったことが起きてもすぐには戻れない場所

（高速道路、広い野原、長い橋、渋滞する道路、飛行機、音楽会場、正式の宴席など）がある時に恐怖を感じる広場恐怖、よく知らない人たちの前で他人の注目を浴びるかもしれないことに顕著な恐怖を感じる社交不安障害などがあります。

○ 心的外傷後ストレス障害

実際にまたは危うく死ぬ、重症を負うような出来事を経験した後などに、その出来事を体験しているかのような感覚が繰り返し起きたり、そのことを考えないようにするために努力が必要になり、落ち込みなどのネガティブな気分の変化が出たり、眠れなかったり、過剰に警戒心が強くなったりすることが続く病気です。

❷行動上の問題を主な症状とするもの

心の病気には、症状よりも様々な行動に症状が出るために、本人が困った立場に追い込まれたり、職場が困ったりするものがあります。

管理監督者や人事労務担当者は、こうした心の病気の存在に気づき、適切に対応できることが大事になります。一般には、管理監督者だけでなく、人事労務担当者や産業保健スタッフを含めた関係者全員で情報を共有し、対応する際の方針を確認します。職場のルールについて本人と話し合い、行動面での具体的な約束をし、約束が守れない場合には再度、関係者と本人とで話し合いをします。

治療を中断していることもあるので、定期的な受診の確認も重要となります。

○ 双極性障害

気分が高まって気力に満ち、偉くなったように感じる、あるいは怒りやすくなるといった、そう状態と呼ばれる時期が1週間以上続く病気です。こうした気分が高まった時期には、眠らなくても元気で、普段よりも口数が多くなることもあります。次々と考えが浮かんできて、自分自身も混乱してしまうことや注意が散漫になり、遊び歩いたり、深く考えずに買い物をしたりして、後でまずい結果になることもあります。たいていの場合、そう状態と逆にゆううつで興味や関心がなくなるうつ状態の時期が交互にやってきます。

双極性障害の人では、対人関係や金銭関係にトラブルが起きやすく、また治療への意欲がないことが問題です。軽症の場合、精神科医でも見逃しやすいので注意が必要です

○ アルコール使用障害

長年にわたり飲酒を続けてきた人に起きやすい病気で、飲酒をうまくコントロールできなくなることを特徴とします。アルコールを思ったより多量に飲んでしまったり、やめようと思ってもやめられなかったり、アルコールを飲んだり二日酔いだったりしている時間が非常に長くなることが典型的な症状です。

事例として、Bさんの経過を紹介します。

事例

アルコール使用障害のBさん（男性45歳）

Bさんは、内気でおとなしいが仕事ぶりは真面目で責任感が強く、上司、同僚や部下からの信頼も厚かった。もともと酒好きで付き合いも良く、毎日、日本酒2～3合程度を飲んでいたが、業務管理一切をまかされるようになった頃から量が増え、風邪を理由に休むだけでなく、酒の臭いをさせて出勤してくるようになった。健康診断では、慢性肝炎、糖尿病の傾向があり、週1回程度、産業医の指定する病院へ通院していたが飲酒をやめられないためか、なかなか回復しなかった。

ある時期から、仕事のミスが増え、週末から数日連続して休むことが目立ちはじめた。心配した上司が自宅を訪ねて理由を聞くと「夫婦喧嘩によるもので酒が原因ではない」「出勤する意欲がわかない」「最近酒をやめようとして努力していたが、夜眠れず、朝起きられない」などと話してくれた。

妻によると、「通院しているにもかかわらず、飲酒をやめない」「持家、子供の進学の為に共稼ぎでがんばっているのにあまり話を聞いてくれない」など、口論が絶えず、離婚話が持ち上がっているようだ。そのせいか、よけいに飲酒量が増え、休みの日は朝から飲んでしまっている。

Bさんの例に見られるように、量をコントロールできなくなるだけでなく、アルコールを飲むために、仕事を休む、遅刻するなど重要な役割を果たせないことが繰り返し起きてきます。アルコールを飲むことでけんかしたり、言い争いになったりするなど対人関係の問題が起きることもあります。アルコール使用障害は、再発しやすく、きわめて長期に慢性的に経過していきます。そのために解雇されたり、離婚したりというように生活の破綻につながる心配のある病気です。アルコールをやめることが治療目標となりますが、同時に、合併している心疾患、肝硬変など体の病気の治療も重要です。

○ 発達障害

行動や情緒の発達に遅れが見られる病気で、小児期から子供時代にかけて顕在化することが多いです。しかし、成人になり会社などで働くようになってから、はっきりわかる場合も少なくありません。発達障害の中でも広汎性発達障害は、コミュニケーション能力や社会性に関連した障害があり、人とうまくコミュニケーションできず、孤立しやすく、新しい場面に対応することや臨機応変な行動をとることが苦手という特徴を持っています。

職場では、上司や先輩から「急ぎ」の仕事と言われても、曖昧に感じられて、いまひとつ理解できないため、適切に作業できないことがあります。目の前のことに左右され優先順位が混乱することもありがちです。臨機応変に対応できないので、作業手順を一つひとつ明確に指示しないと実行できない傾向があります。

適切な診断を受けられる医療機関が少ないこと、また持続的な障害なので、受診しても効果的な治療法がないことから、精神科などに受診させるメリットがそれほど期待できません。むしろ、そういう特徴を持つ従業員として、本人の苦手なパターンを考慮して、指示する人を固定する、メモや表などで作業手順を確認する、具体的に選択肢を提示するなど対応をすることで、うまく働ける場合があります。

❸思い込みや幻覚を主な症状とするもの

自分は誰かから狙われている、自宅に盗聴器が仕掛けられているなど、現実にはないことを思い込むことを妄想と言い、現実にはないものを感じることを幻覚と言います。幻覚の中でも特に、自分の悪口が職場で聞こえてくるなど、現実にはない声や音が聞こえることを幻聴と言います。代表的なものは統合失調症ですが、この他の病気、たとえば薬物の使用や前述の双極性障害（31頁）などでも妄想や幻覚が見られることがあります。

○統合失調症

妄想や幻覚が主症状です。妄想や幻覚は、日常生活ではあまり経験しないので、周囲の人がびっくりしたり、怖がったりしがちです。しかし、それが統合失調症によるものであれば、多くの場合、専門家の治療で比較的短期に改善するので、きちんと治療につなぐことが大事なことです。
事例として、Cさんの経過を紹介しますので、ご覧ください。

事例
統合失調症のCさん（女性23歳）

性格はまじめで、おとなしい。こつこつ勉強して大学を卒業し、希望していた会社に就職した。入社2年目に人事異動があり、新しい課に配属された。席は、ちょうど課長の真ん前だった。

しばらくするとCさんは、課長がいつも自分のことを見ているのではないかと気になりはじめた。また、その頃から実家を出て1人暮らしをはじめたため、生活リズムが乱れ、眠れなくなってしまった。

次第に仕事の能率が悪くなり、周りの人々が自分のことを噂しているように感じるようになった。数ヶ月すると、会社のトイレに1人でいる時や、自分のアパートの部屋に1人でいる時に、自分の恋愛について話している声がどこからともなく聞こえてくるようになった。しかし周りには誰もいない。

Cさんは、部屋に盗聴器やスピーカーが備え付けられていると思い込み、会社や自分のアパートを探し回るが、見つからない。会社の誰かが自分にこんなことを仕掛けてきているのだと思い込み、会社に行かなくなってしまった。

統合失調症では急性期と慢性期という2つの状態があり、急性期には妄想や幻聴が起きるために、脈絡のない混乱した行動をとることがあります。この時期には、きちんとした治療が重要ですが、期間としては比較的短く終わります。急性期を過ぎるとたいてい、妄想や幻聴もおさまり、慢性期に移行します。慢性期では、何かをする意欲が低下する、感情の起伏がなくなり、考える内容が狭まるというような、日常生活上の障害があらわれることが多いです。

こうした障害のために、複数の指示・手順を覚えられない、複雑な手順にとまどってしまう、対人関係が苦手である、緊張してくつろげない、調子に波があるなどの問題が起きて、作業パフォーマンスが低下してくるため、職場での環境調整などの配慮が必要になります。

治療は、服薬しつつ、日常生活を送るためのリハビリテーションが中心です。

❹いわゆる「新型うつ病」

若手の従業員を中心に、これまでのうつ病とは違った症状や行動を持つ心の病気が登場し、「新型うつ病」など、いろいろな名前で呼ばれています。管理監督者や人事労務担当者が苦労することが多いケースです。

次のDさんの事例を見てください。

事例

自分のペースで休業・復職を繰り返すDさん（男性28歳）

事務職員。異動を言い渡された後に休みがちになり、産業医に「死にたい」と話し、相談の上で休むことになった。休業中もダイビングなど趣味は継続していたが会社は黙認。いったんは復職したが、今の仕事はやりがいがない、自分の力を活かせる仕事を与えてもらっていないと主張し、結局、また休みはじめてしまった。

2回目の休業中も海外旅行などに出かけ、本人は「主治医が気晴らしをすると回復によいと言ったので語学研修に行った」と言う。旅行のために借金をし、そろそろ貯金もなくなったのでと復職を申し出てきた。復職面談の日程調整も、自分の旅行を優先して日程を組もうとし、産業医が問題点を指摘すると、産業医は信頼ならないと全社にメールを流してしまった。

Dさんは、休業中もダイビングなどの趣味を継続し海外旅行にも出かけています。休業期間は、本来健康の回復に専念すべき期間のはずなので、常識的な行動ではありません。また、経済的に苦しくなるほど旅行をすることは、自制心に欠けていると言ってもよいでしょう。産業医は信頼ならない、と社内にメールで流すことは通常ではあり得ません。少々子どもっぽいやり方です。人事上の処遇にも不満を述べていますが、本来はきちんと勤務できるようになってからの話でしょう。こうした変わった行動をとるうつ状態について、どう理解したらよいのでしょう。

1．必ずしもうつ病ではない

問題行動を伴ううつ状態は、必ずしもうつ病とは限りません。「新型うつ病」などと、うつ病の新種であるように言われますが、うつ病よりも軽症の状態であることが多いようです。

うつ病では、病気であることをはっきり伝え、仕事の負荷を減らし、その後は回復に合わせて少しずつ活動を増やし、慣れ親しんだ職場に戻すことが基本になります。

一方、こうしたタイプのうつ状態では、一時的に業務の負荷を減らすことはよいとしても、そのままにしておくと、本人はそれでよいのだと思ってしまい、ずっと仕事を回避してしまうことになりかねません。いくらかでも症状が回復したら、本人と相談し、回復後の仕事のやり方について話し合うことや、必要なら現実的な考え方を伝えることが必要になってきます。

このように、うつ病とは対応が違ってくることを意識しておきます。

2．大きく2つのタイプに分けられる

こうしたタイプのうつ状態の従業員には、大きく分けると2種類があるようです。それは自己中心的な行動が軽度な人と、自己愛的と言えるくらいに重症な人です。

Ｄさんの事例でも、自分の考えを一方的に主張したり、都合のよい言い訳をしたりする自己中心的な行動が見られますが、なかには上司や人事労務担当者が職場としてのルールを伝えると、理解して行動を直すことのできる人もいるようです。たとえば、休業中に旅行に行くことは望ましくないと会社側が考えていることを伝えれば、旅行を自粛する場合もあります。この場合には、本人とのコミュニケーションに気をつけることで問題は解決することが多いでしょう。

しかし、自己愛傾向と言えるくらいに自分のことしか見えない状態であると、注意が必要です。管理監督者や人事労務担当者がそれぞれで対応していると、対応の矛盾点や言葉尻を捉えられて攻撃されてしまうこともあります。メールで社内全員に悪口を流す、産業医を使って自分の要求を通そうとするといった行動にまで発展することもあります。場合によっては、会社を訴えることをほのめかすこともあります。このような傾向のある場合には、関係者がしっかり相談し、会社としての明確な方針を立てて本人に対応することが必要になります。

問題行動を伴ううつ状態であるかどうかに、休業中や復職時に早めに気づき、本人の行動パターンを理解して職場としての対応方針を決めることができると、管理監督者や人事労務担当者は、より上手にこうした事例に対応できるのではと思います。

3　働く人における自殺

日本の自殺者数は、1998（平成10）年に急増し3万人を超えましたが、その後減少してきています。2020（令和2）年中における自殺者の総数は21081人で、前年に比べると、912人（約4・5％）増加しました。

しかし、自殺者の総数に占める働く人の割合は、全体の約38％と多い状況です。自殺の理由はいろいろです。警察庁が毎年調査している自殺の原因・動機では、遺書などの自殺を裏付ける資料によって明らかに推定できる場合に限り、原因・動機を3つまで計上するようになっています。原因・理由のうちでは健康問題が一番多くなっています。

健康問題のうち、40％をうつ病が占めており、これは体の病気全体（30％前後）より多くなっています。この他の自殺の原因・動機は、家庭問題（15％）、経済・生活問題（16％）、勤務問題（10％）、男女問題（3％）の順になっています。

次のEさんの事例を見てみましょう。Eさんは、うつ病となってしまい、気がついたら自殺をしようとしていました。

事例

自殺をしかけたEさん（男性34歳）

Eさんは、何ヶ月にもわたる長時間残業、24時間いつでも起きるマシンのトラブル、顧客からのクレームへの対応の結果、うつ病になってしまった。その日、Eさんはもうろうとした状態で出社し、ふと気がついたのは、会社の屋上に立って靴を脱いでそろえ、その脇に遺書を置き、屋上のフェンスを乗り越えている自分の姿だった。

Eさんは無意識のうちに飛び降り自殺をしようとしていた。運よく気づいたEさんはとっさにフェンスをつかんで、助かることができた。その後、精神科でうつ病の治療を受けて回復し、元気で働いている。

この事例を見ると、Eさんは意図して自殺しようとしたわけではなく、「うつ病に操られるようにして」自殺をしようとしたことがわかります。

このように、うつ病のために正常な判断ができなくなり、自殺してしまった働く人は多いと考えられます。もちろん、自殺の原因・動機の半分は健康問題以外の理由なので、うつ病対策だけで自殺対策が済むわけではありませんが、うつ病に注目して自殺対策を行うことは事業場で進めやすい方法です。

04

精神障害等による労働災害や過労自殺の民事訴訟

ここで学ぶこと

- ストレス関連の労働災害は、精神障害等と脳・心臓疾患とがある
- 過労自殺の民事訴訟は、少なくない

1 精神障害等による労働災害

1999年に、「業務による心理的負荷を原因とした精神障害の判定基準」を国が示したことから、精神障害を発病、あるいはそれにより自殺した労働者への労働災害補償が行われるようになりました。2011年に国が公表した「心理的負荷による精神障害の認定基準（2020年5月29日付改正）」では、発病前おおむね6ヶ月の間に業務による強い心理的負荷が認められること、業務以外の心理的負荷や個体側要因により発症したとは認められないことを条件として、主治医および専門家の意見を聞き、労働災害補償の認定要件を満たすか否かを判断されることになっています。特に、恒常的な長時間労働（月100時

間程度）があれば、心理的負荷の程度の判断の際に考慮される、つまりより負荷が多かった状態にあったと考えることになっています。自殺については、業務によって発症した精神障害により正常の認識や判断能力が著しく阻害されていたために自殺に至ったと考えられる場合に限って、仕事との関係性が認められます。

　精神障害等による労災補償請求件数は２０２０年度には２０５１件（うち未遂を含む自殺は１５５件）、認定されて支給された件数は６０８件（うち未遂を含む自殺は81件）で、年々増加しています。

　認定された内訳を見ると（図２―６）、事故や災害の体験が１３３件、仕事の量・質の問題が１３０件と多い一方で、パワーハラスメ

図2-6　2020年度の精神障害・自殺による労働災害認定608例の内訳

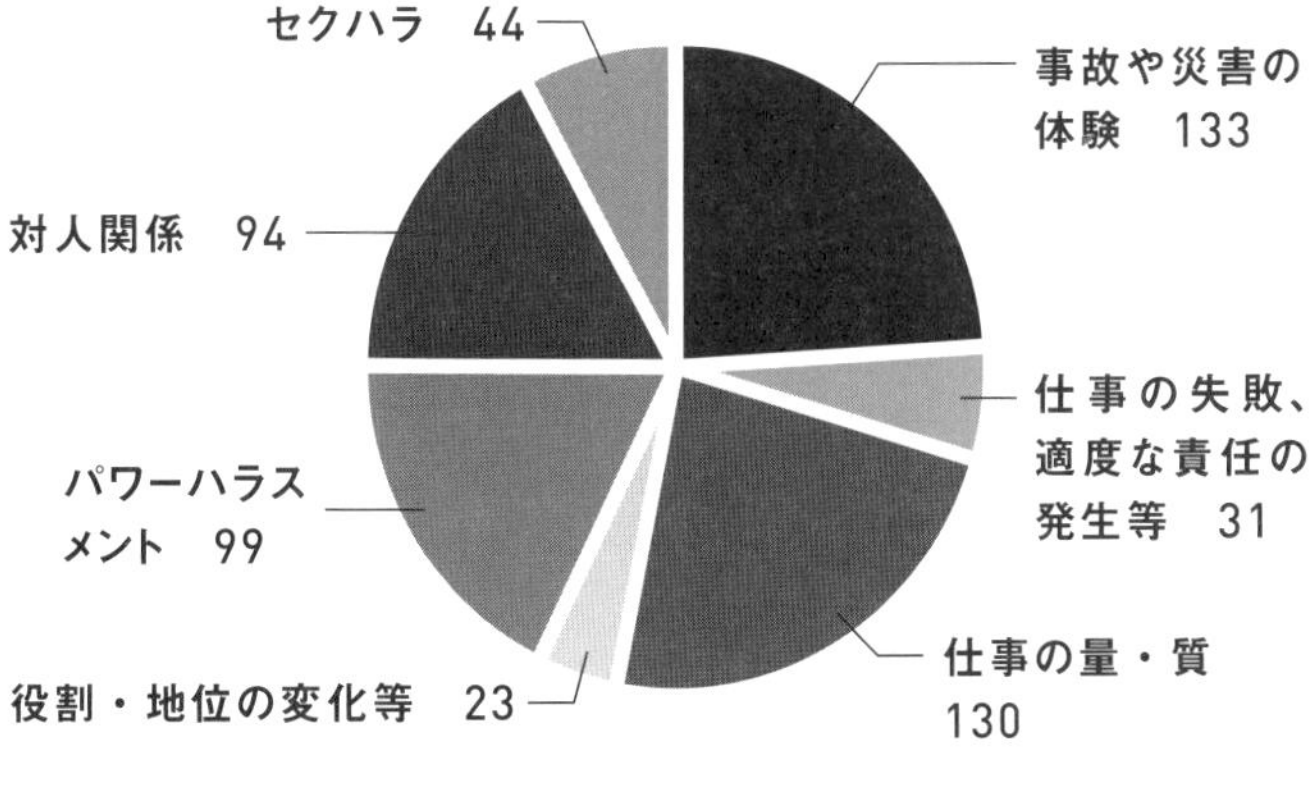

ントが99件、セクシュアルハラスメントが44件、対人関係（いじめ・嫌がらせを含む）の問題が94件と合わせて約半数を占めています。

2 脳・心臓疾患による労働災害

長時間労働や仕事によるストレスのために、脳梗塞や心筋梗塞などの脳・心臓疾患になったとして労働災害が請求される場合もあります。これを「脳・心臓疾患による労働災害」と呼んでいます。脳・心臓疾患は、加齢や本人の生活習慣などから、動脈硬化などに伴い徐々に進行してくる病気ですが、仕事が特に過重だったために、その進行が急激に早まり発症した場合には、労働災害の対象となります。対象となる病気は、脳血管疾患4種類（脳出血、くも膜下出血、脳梗塞、高血圧性脳症）、虚血性心疾患4種類（心筋梗塞、狭心症、心停止、解離性大動脈瘤）です。脳・心臓疾患による労働災害の認定で必要となる、業務による明らかな過重負荷には、次のような3種類のものがあります。

❶異常な出来事

業務に関連して重大な事故があり、著しい精神的負荷、身体的負荷を受けた場合などが含まれます。

❷短期間の過重業務

発症前おおむね1週間程度の期間に極端な長時間労働をしたり、精神的に緊張を伴う仕事をしたりした場合が当てはまります。

❸長期間の過重業務

発症前、おおむね6ヶ月の間にほぼ慢性的に長時間労働をして強い疲労がたまっていた場合などが該当します。強い疲労の蓄積が起きる労働時間の目安については、以下のような基準が示されています。

- 発症前1ヶ月間ないし6ヶ月間にわたって、1ヶ月あたりおおむね45時間を超える時間外労働が認められない場合は、業務と発症との関連性が弱いが、おおむね45時間を超えて時間外労働時間が長くなるほど、業務と発症との関連性が徐々に強まると評価できること
- 発症前1ヶ月間におおむね100時間、または発症前2ヶ月間ないし6ヶ月間にわたって、1ヶ月あたりおおむね80時間を超える時間外労働が認められる場合は、業務と発症との関連性が強いと評価できることを踏まえて判断すること

2020年度の脳・心臓疾患に関する労災補償の請求件数は、784件（うち死亡は205件）で、この5年間はおおむね横ばいの傾向です。支給決定件数は、194件（う

ち死亡67件）です。支給決定された事例における1ヶ月平均の時間外労働時間数は、直前1ヶ月では、「100時間以上～120時間未満」が27件と最も多く、過去2～6か月における1ヶ月平均では「80時間以上～100時間未満」の75件が最も多くなっています。

3 過労自殺の民事訴訟

第1章で紹介したように、2000年の最高裁判断以降（9頁参照）、自殺した労働者の遺族が、メンタルヘルス不調の従業員に対する事業場の対応の是非を問う、いわゆる過労自殺訴訟が相次いでいます。事業場は労働者を安全に労働させるという、民事上の義務（安全配慮義務）を負っており、過労自殺などの民事訴訟では、遺族が長時間労働などを知りながら安全配慮のための具体的な措置を行わなかったという安全配慮義務の不履行について、事業場を訴えています。

この場合の損害請求金額は、亡くなった人が生きて勤務をしていれば定年までに得られるはずだった給与に死亡慰謝料等を加えたものになります。2000年以降これまでに、30件近い事例で原告側の訴えを認める判決が出ており、これらの判決で会社に支払いが命じられた損害賠償額は、5000万円から1億円以上になっています。

第3章

心の健康を保つための活動

01 メンタルヘルス不調への気づきと相談対応

ここで学ぶこと

- メンタルヘルス不調の部下に対する相談対応の方法（管理監督者）
- メンタルヘルス不調の相談対応のしくみをつくる方法（人事労務担当者）

1 メンタルヘルス不調への相談対応の考え方

❶早期発見、早期受診は会社にとって重要

メンタルヘルス不調の従業員を早く発見し、精神科などの専門家に受診してもらうことは、会社にとって重要です。その理由は2つあります。

1．早く治療を受ければ、早い回復が期待できる

早く治療を受けることで、早く回復することが期待できます。また、病気が進んで重症化して休業したり、自殺を試みたりというリスクも減らすことができます。

2．会社に求められている安全配慮義務を果たすことにつながる

第1章で紹介した「過労自殺の民事訴訟」の例（9頁参照）でも、不調になった部下を医師などに受診させなかったことが、会社側の過失、つまり安全配慮義務違反とされました。国が公表している「労働者の心の健康の保持増進のための指針」でも、以下のように示されています。

「管理監督者は、日常的に、労働者からの自主的な相談に対応するよう努めること。特に、長時間労働等により過労状態にある労働者、強度の心理的負荷を伴う出来事を経験した労働者、その他特に個別の配慮が必要と思われる労働者から、話を聞き、適切な情報を提供し、必要に応じ事業場内産業保健スタッフ等や事業場外資源への相談や受診を促すよう努めること。」

メンタルヘルス不調の部下に相談対応し、必要に応じて精神科などに受診を勧めることは、会社に求められている安全配慮義務を果たすことにつながることです。管理監督者に求められている責任であり、業務の一部であることを理解してください。

❷管理監督者だけで、すべての対応をしようとしない

覚えておきたいことは、「管理監督者だけですべての対応をしなくてもよい」ということです。社内には、人事労務担当者がいます。産業医や保健師、看護師がいることもあります。本人の同僚や家族、友人も本人を支える助けになってくれるはずです。他部署の経

験のある管理監督者も相談に乗ってくれるかもしれません。1人で抱えるのではなく、社内、社外の人材や専門家ともうまく連携し協力しながら、対応していきましょう。

❸従業員自身の判断にまかせない

従業員自身が自らの不調に気づいて受診するというのは、現状としては少数です。そのため、従業員自身の判断にまかせておくと、治療が遅れてしまいます。普段、接する機会の多い管理監督者が部下の不調に気づき、必要に応じて受診を勧めることで、より早期にメンタルヘルス不調を発見することが可能です。ただし、管理監督者もそれほど経験はないので、精神科への受診に自信が持てません。社内に産業医や保健師などの医療職がいるのなら、まず相談して助言をもらうと多少はハードルが下がります。

最近は、外部のメンタルヘルスに関する専門家に、電話などで相談できる従業員支援プログラム（EAP）と契約している会社もありますし（詳細は67頁）、地域の公的な機関も利用できます。たとえば、各都道府県の産業保健総合支援センターに設置されている、メンタルヘルス対策支援センターは、会社からの相談を受け付けています。従業員やその家族からの一時的な相談にも対応してくれる場合もあるので利用できます。また、精神保健福祉センターや保健所にもメンタルヘルスに関する相談窓口が設けられており、電話でも対応してくれます。こうした公的な機関の情報は、ホームページなどを通じて公開されているので、事前に調べておくとよいでしょう。

従業員の不調に気づいた場合、まず、管理監督者が本人の話を聞く→事業場内の産業医や保健師・看護師に相談し、必要に応じて社外の相談機関の助言を得る→医療機関などに受診してもらうという流れ（図3－1）を意識して、必要に応じて行動することが、管理監督者の役割になります。

2　管理監督者が行う相談対応

❶管理監督者の相談対応の基本

もう少し詳しく見ていきましょう。

管理監督者の相談対応の基本は以下です。

図3-1　職場のメンタルヘルス相談体制の確立

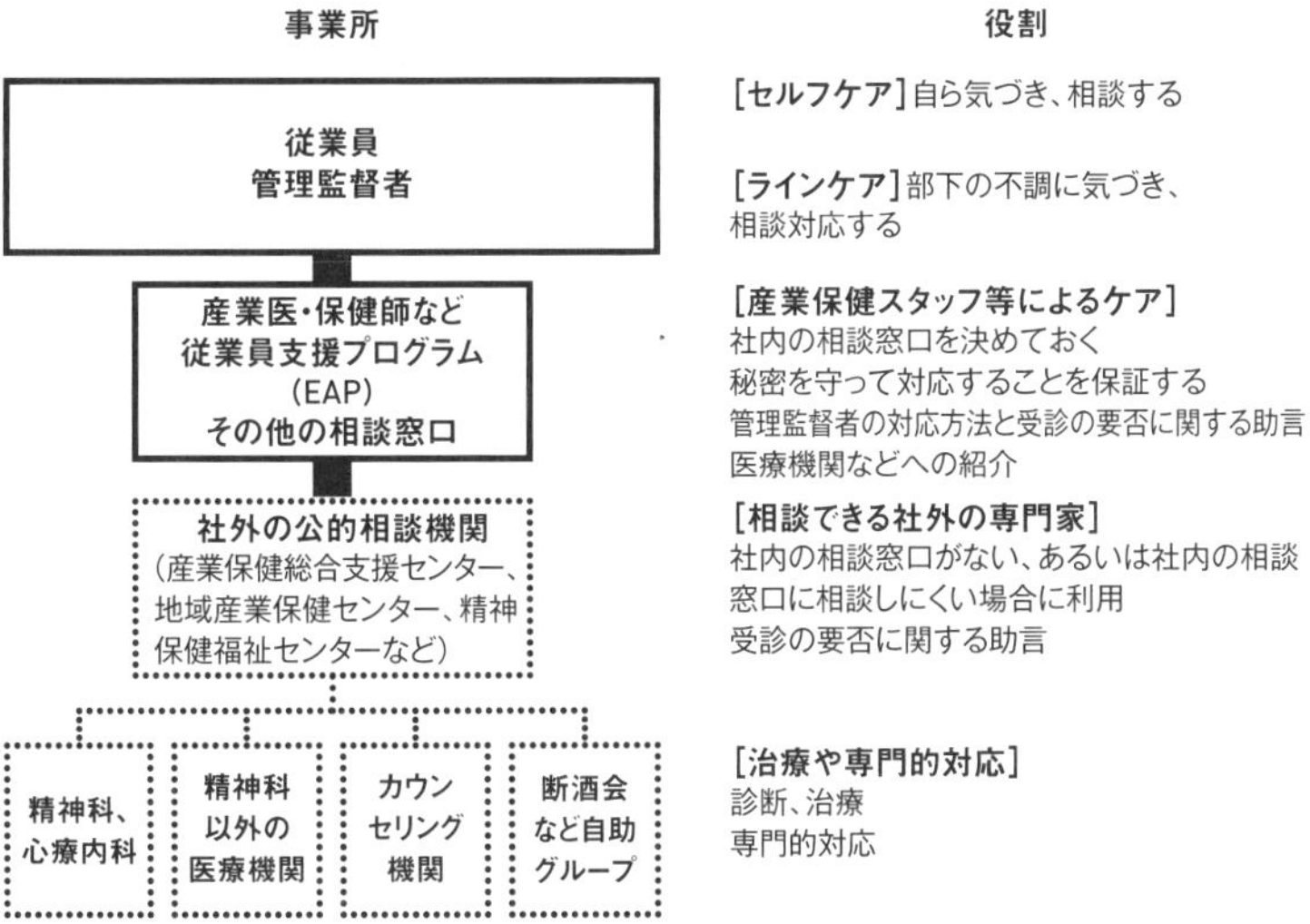

○心の病気の診断ができる必要はない

たいてい、どの病気でも仕事の能率低下やミスがあらわれるので、これをサインだと思って、部下の問題に気づくようにします。

○「変化」に気づいたら、声をかける

部下の「変化」に気づいたら、なぜ、そういうことが起きているか声をかけ、話を聞く機会を持ちましょう。管理監督者の役割は、情報収集です。本人の悩みや訴えを聞く姿勢で十分です。カウンセリングをする必要はありません。「がんばれ」「期待している」などと激励もしないようにします。

○心配な時は社内、社外の関係者に相談する

話を聞き、本人の状態が心配な場合はその後の対応を考えます。人事労務担当者や産業医など、社内に相談先がある場合は、最初は自分だけで相談します。社内に相談先がない場合には、社内の先輩管理監督者や外部の専門家に相談することを考えます。

○本人の了解を得てから伝える

本人から聞いた個人的な情報を他人に伝える時は、どの情報をどういう理由で誰にどう話すかを本人に伝えて了解を得るようにします。

❷相談対応の手順

では、具体的に事例を見ながら考えてみましょう。

事例　異動してきたAさん（男性30歳）

あなたがリーダーを務めるグループに半年前に異動してきたAさんは、仕事ぶりも堅実で、真面目で責任感も強いが、物事を思い詰める神経質な点もあった。また前とはずいぶん違った仕事内容にとまどっていたようだった。

しばらくして、部全体での報告会でAさんが仕事の進捗状況を報告する機会があった。あまり仕事が十分進んでいないAさんは、部長からかなりひどく叱責されてしまった。

それからAさんは暗くなってしまった。同僚から話しかけられても口数が少なく、職場でぽつんと1人でいることが多くなった。会議などでの発言も少なく発言を求めてもはっきりしないので、あなたまでイライラしてしまうことが多かった。

1．声をかけ、話を聞くべきかどうかを決める

線を引いた部分のように、様子に変化の見られたこの時点で声をかけ、話を聞くべきかどうかを決めなくてはいけません。できれば、声をかけてみてください。自分自身が多忙

で余裕がない場合やあまり親しくない場合には躊躇してしまい、様子を見るという選択肢もあり得るでしょう。

その場合は、次の変化がないかどうか、しっかり観察することを忘れないでください。

2. 話を聞くことにしたら

邪魔の入らない静かな場所で話をしましょう。まず、相手を心配していることを伝え、相手の発言を促し、聞くようにします。状況がはっきりするまでは、激励はしないことを忘れないでください。

この「激励をしない」ルールについて、少し説明しておきましょう。

部下を激励し、やる気を引き出すことは、管理監督者の大事なスキルの1つと考えられています。通常の元気な部下であれば、上司から「がんばれよ」とか「期待しているぞ」とか言われれば、やる気を起こすかもしれませんが、うつ状態など不調の部下は自分でもどうしていいかわからない、追い詰められた状態にあります。この状態で、激励や期待の言葉をかけられても、「もうすでにぎりぎり一杯なのにこれ以上何をがんばれというのだろう」と、むしろ絶望的な気持ちになり、さらに追い詰められて病状が悪化することや自殺を考えてしまうこともあります。特に、十分に話を聞かずに、激励してさっさと切り上げようとすると、「上司から見放された」と感じてしまい、やはり追い詰められた気持ちになってしまいがちです。その意味では、十分話を聞かずに「なんとかなるよ」と言ったりする、根拠のない気休めの言葉も部下からすると見放された気持ちになってしまいます。逆に言えば、十分話を聞いて相手のことを理解し、これからの計画や方針を立てた上で、「がんばろう」と言うのであれば、問題ありません。この場合の「がんばろう」は、「一緒にがんばろう」というメッセージになります。部下は、上司が自分のことを理解してくれており、一緒に対応しようとしているということを感じて、心強く思います。このことは治療が進み回復するまでの間、部下をしっかり支えてくれる力になります。

話を聞く際に、仕事の状況に加えて、健康状態も尋ねましょう。「ところで、体調はどうなの。眠れているのかい」というように、話題を本人の健康状態に向けることで、部下の様子の変化が健康問題、たとえば心の病気のせいである可能性を確認します。仕事の進捗を確認していると、どうしても詰問調になり、本人を追い詰めてしまうことになりがちです。健康状態に話題を切り替えることは、部下の本音を引き出す上でも効果的です。

本人がひどく悩んでいる、不眠などの症状があるなら産業保健スタッフに相談することを考えてください。せっかく相談の時間を設けても、本人が何も言わなかったり、「なんでもありません」とだけ答えて情報が得られなかったりすることもあるかもしれません。その場合には、様子を見ることも可能ですが、次の変化がないかどうか観察し続けます。

3. 様子を見ることにしたら

様子を見るという選択をした場合の、Aさんのその後を見てみましょう。

事例　その後のAさんの様子（男性30歳）

1ヶ月ほどして、Aさんから直接に業務の進捗状況を聞く機会があった。

Aさんは指示された仕事ができておらず、提出された報告書はずいぶんミスが多かった。

Aさんが「すみません、もう2、3日いただければ」と言うので、3日以内の再提出を指示したが、結局締切りには間に合わず、1週間後に提出された。

「報告書のミス」「遅れての提出」というパフォーマンスの低下が見られるこの時点で、必ず声をかけ、話を聞くことが必要です。その際、相手の状態を心配している理由をはっきり述べて、話を聞くとよいでしょう。

繰り返しになりますが、仕事の状況に加えて、健康状態も尋ねてください。また、この段階では、そろそろ産業保健スタッフに相談する時期と考えてもよいと思います。

次のような場面ではどうでしょう。

事例

連絡なく休んだAさん（男性30歳）

ある日、Aさんが連絡なく休んでいることに気づいた。少し気がかりだったが、じきにAさんから「体調が悪いので今日は休ませていただきます。明日は出られますので」とメールが来た。しかし、Aさんは翌日も連絡なく休んだ。気にしていたところ、お昼前にAさんから「今日も休ませてもらいます。すみません」と一文だけのメールが来た。

Aさんはそのまま休みはじめてしまった。同僚の話では微熱とだるさが続いているということだった。また、いろいろな病院で「腰痛」とか「腎機能障害」とか「自律神経失調症」と言われていたという。

あなたがAさんの自宅に見舞いに出かけたところ、Aさんはずいぶん調子が悪そうで「自分はがんでもうだめだ」「自分が死んだら家族はどうなるだろう」などと悲観的なことばかり話した。

「連絡がなく休むことが続く」「明日は出られると言っていたのに休む」といった「変な休み方」を見逃さないことが大事です。さらにこの前には、態度の変化とパフォーマンスの低下というサインがあるので、「変な休み方」は見逃してはいけない重要なサインです。

Aさんの不調は、体の不調のように思えますが、原因不明の体の不調が続く場合には、心の病気である可能性を考えることが大事です。心の病気への初期対応の原則である「激励しない」ことを思い出してください。体の病気である可能性を確認するために、Aさんを内科などに受診させると同時に、精神科などへの受診も考えます。また、家族（この場合は奥さん）に、本人を心配していることを話して様子を聞き、その情報を産業保健スタッフに伝えます。

4. 産業保健スタッフに相談する

Aさんのことを産業保健スタッフに相談する場合、どんな準備が必要でしょうか。本人の勤務状況、これまでの経過や心配に感じた点をメモにして持参することがお勧めです。管理監督者として、自分が何を心配しているかということを具体的に話すとよいでしょう。たとえば、「自殺しないかと心配している」「職場としてはこう働いてほしい」ということがあればそれも話します。また、この件について誰がどこまで知っており、どの範囲で秘密を守ってほしいかということも伝えて、了解を得ておくことも大事です。相談をした結果、産業医からAさんを精神科に受診させたほうがよいと言われた場合、管理監督者はAさんにこのことをどう切り出せばよいのでしょう。

次のようなことを、意識してみてください。

○本人に受診をどう勧めればよいか、産業医にアドバイスをもらっておく。
○自信を持った態度で受診を勧める。
○Aさんのことが心配だから、話しているのだということを強調する。
○一度専門家に見てもらってほしい。特に何もなければそれでいいのだからと伝える。
○精神科への受診を含め、きちんと秘密を守ることを保証する。

従業員に精神科への受診を勧める場合、最も大事なことは相手のことを心配していると いう気持ちです。管理監督者が、心から部下のことを思って受診を勧めていることが、言葉だけでなく態度で伝わることこそが部下の気持ちを動かして受診を納得させます。「さっさと精神科に行ってくれると片付いて楽になるのだが」という気持ちが少しでもあると言葉や態度の端々に出てしまい、見透かされてしまいます。従業員と向かい合う時には、心配している気持ちを真ん中において、真摯に対応することが鍵になります。

3　フローチャートで見る管理監督者の相談対応

管理監督者による相談対応の手順を、フローチャート（次頁図3－2）でまとめました。

管理監督者は、部下の問題に気づいたら声かけをして情報収集をします。もし、心配な状況であれば、本人が自発的に医療機関を受診してくれることを期待します。本人が医療

図3-2　管理監督者によるメンタルヘルス不調の部下への相談対応のフローチャート

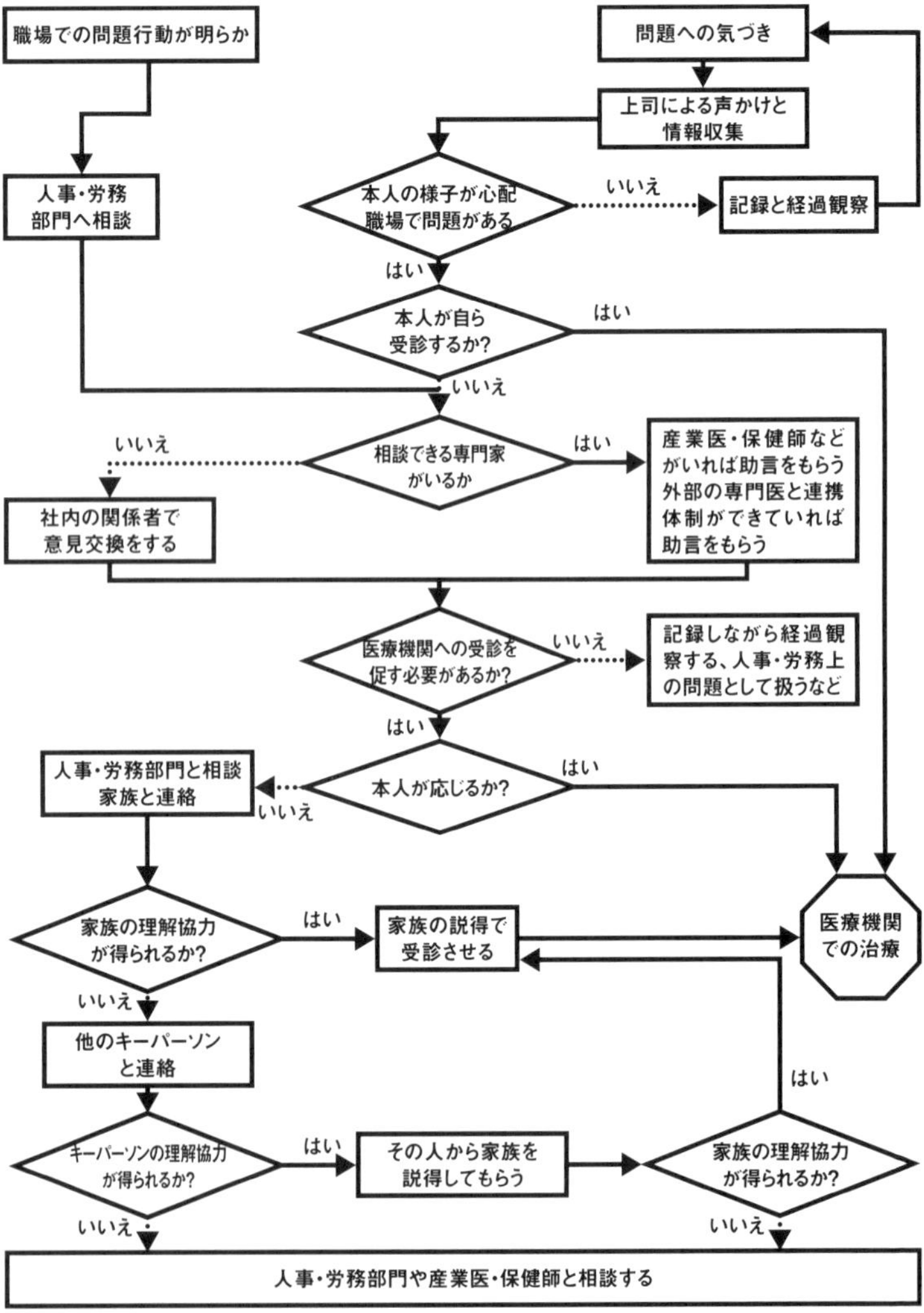

機関に受診するようならそうしてもらい、受診したかどうかを後で本人に確認しましょう。すでに職場で、おかしな行動をするなどの問題行動がある場合には、直接、人事労務担当者と相談して対応するほうがよい場合もあります。

本人が自分から受診しない場合は、会社として受診させる必要があるかどうかを判断しなくてはなりません。過労自殺の民事訴訟では（9頁参照）、しばしば会社が本人の不調に気づきながら医師に相談しなかったことが会社の安全配慮義務違反として問われています。したがって、判断にあたっては、医師などの医療職の意見を聞いて参考にする必要があります。産業医・保健師などが事業場にいれば助言を得ましょう。もし、産業医・保健師なども判断ができない場合には、産業医・保健師などからさらに精神科医などに意見を求めてもらいます。産業医・保健師などがいなくても、会社の近くの精神科などの相談機関などと契約したり連携したりしていて、助言を得られるのなら、意見をもらって対応の参考にします。連携ができていない場合は、都道府県の相談窓口などを利用しましょう。

これらのいずれにも相談できない場合には、関係者で受診を進める必要があるかどうかを十分に検討し、その結果、当面必要がなければ、様子を記録するようにします。しかし、職場での行動に問題がある場合には、人事労務担当者や管理監督者が本人に対して指導することもあります。

一方、受診の必要があれば本人に受診を勧めますが、この場合には、受診を受け入れることが多いので、管理監督者の相談対応としては、これが当面のゴールとなります。しかし、まれに、本人が受診を受け入れないこともあります。この場合、会社としては受診を促す、つまり「安全配慮義務を履行する必要がある」という判断をすでにしているため、管理監督者だけで対応することは避け、人事労務担当者と相談する、あるいは産業医・保健師と相談して、次の対応を考えましょう。過去には、強引に本人を医療機関に連れて行って受診させ、そのまま入院させたということもあったようですが、現在では適切ではないと考えられていますし、そもそも医療機関が対応してくれない可能性が高いです。

こうした場合に、本人に理解してもらうためには第三者の力を借ります。一般的には、まず家族に連絡を取ります。ただし、ここで注意が必要です。個人情報保護法により、本人の情報を会社の外の第三者に知らせるには（この場合には家族ですが）、本人の同意が必要です。少なくとも本人に、家族に連絡することの許可を得なくてはなりません。もし、家族への連絡も拒否するような場合には、もう一度、受診の必要性について、関係者で再検討します。この時、自殺や事故が心配であるというような本人の状態であれば、個人情報保護法でも本人の同意なしで第三者への情報提供をしてよいことになっています。会社としての安全配慮義務を意識した上で、家族に連絡を取るようにしましょう。家族に連絡を取り、理解が得られるなら家族に説得してもらい、本人を医療機関に受診させます。もし、家族から理解が得られなければ、説得に力を貸してくれる他のキーパーソンを探します。社内であれば、本人が信頼している過去の上司や先輩などが適任でしょう。

家族の理解を得ることができ、家族の説得のもと本人が納得したら、受診をしてもらいます。ここで、家族の理解と説得を大事にしているのには理由があります。もし、心の病気で入院が必要な状態であるにもかかわらず、入院に同意しない場合、精神保健福祉法という法律のもと、医療保護入院という強制入院の方法をとることができます。しかし、それには配偶者、親権者など家族などの同意が必要で、会社にはその権限がありません。病状が重そうだと思われる場合には、初めから家族との連携を考えましょう。

図3－2（60頁）のフローチャートをたどっても、本人が医療機関への受診を拒否している、また家族が同意してくれない、家族がいない、という状況の場合には、関係者で再度相談をし、別の方法を検討しなくてはなりません。たとえば、本人の自殺の危機が目の前に迫っているというような差し迫った状況では、都道府県知事の権限で強制入院（措置入院と言います）をさせる手続きもあるので、保健所への相談を検討します。

しかし、そうしたケースは少なく、ほとんどはこのフローチャートの範囲内で解決することでしょう。

4 人事労務担当者が行う相談対応のしくみづくり

❶相談対応の体制づくり

管理監督者による相談対応がうまく機能するためには、社内で相談対応の体制をつくり、その体制について管理監督者に伝えておくことが大事です。

体制づくりにおいて、まず考えるべきことは、社内に相談窓口を設置することです。

○相談窓口の設置

相談窓口は従業員だけでなく、管理監督者にもメンタルヘルス不調の可能性のある部下のことを相談できる場所として、利用してもらうことを考えます。大事なことは、「相談されたことに関する秘密は守る」ことを、保証することです。もちろん、秘密を守ってもらえなければ従業員は相談にいきませんが、管理監督者もためらってしまいます。対象となる部下のことを考えたり、相談する必要性について自信がなかったりする場合に、相談したことが周囲や人事に知れたらと不安になるものです。相談に対しては、しっかり秘密を守ることを、はっきりと周知することで、効果的に利用されるようになります。

○どこに設置するか

会社の事情によっていくつかの選択肢がありますが、社内に常勤の産業医、保健師などがいる場合には、ここを相談窓口とすることが一般的です。産業医や保健師・看護師などの医療職は、診療上知り得た秘密を守ることが法令で定められていますし、心理職もそれぞれの協会などで倫理指針が定められていますので、相談する側からしても安心です。たとえば、月1回の非常勤の産業医しかいない場合、相談にタイムリーに対応することができないため、人事管理担当者や衛生管理者から選び、窓口になってもらうことが考えられます。ただし、このような社内の人材を当てる場合は、かえって相談しにくくなることもあるため、直接、産業医に連絡できる方法についても知らせておく必要があります。多くの産業医は、病院やクリニック、あるいは健康診断機関に本務を持っているので、ここに直接連絡できるように電話番号やメールアドレスなどの連絡先を公開できるとよいでしょう。

なお、一般に従業員は、産業医がメンタルヘルスの相談を受け付けていることを知りません。産業医が、従業員のメンタルヘルス不調の相談を受ける窓口であることを、従業員、管理監督者、できれば従業員の家族にも知らせることが必要です。産業医による教育・研修、掲示板への掲示、社内報や健康保険組合の広報誌などを使って情報が行き渡るように努めます。連絡先の他、誰が相談できるのか、相談できる内容はどんなものか、秘密が守られるかどうかなどを明記することが大事です。

また、産業医の選任義務のない小規模な事業場の場合、社内で信頼されている総務担当者などを相談窓口にすることも考えられます。この場合も、担当者が秘密を守ること、必要以上に他の人に伝えないことなどを周知しておくことが、相談を促進する上で重要です。併せて、地域産業保健センターや保健所などの情報も提供しておきましょう。

○ 社外の相談場所の確保

自治体や医療機関などの場合、同じ組織内に相談することをためらう傾向が多く、社外の相談場所を活用している例がよく見られます。そのような雰囲気が見られる時は、たとえば会社の近くの精神科クリニックなどと契約して、従業員が会社に知られることなく、個別に相談に行ける体制を整えておくとよいでしょう。この時、近いだけでなく、会社との連携にも前向きな場所を選ぶことが大事です。それは、社外であっても、利用の様子を聞くことは大事だからです。個人名を伏せた相談件数、大まかな相談内容や傾向などを定期的に報告してもらうことで、自分の会社で何が起きているかを大まかに理解することができます。また、相談内容が職場と関連のある場合や就労上の配慮の必要な場合では、本人同意のもと、産業医との連携をとる必要がありますから、連携は欠かせません。

社外の相談場所として、メンタルヘルスサービス機関を活用する場合もあります。その機関は、会社と契約してメンタルヘルスの相談やその他のサービスを提供してくれ、それらを「従業員支援プログラム」と呼びます。英語では、Employee Assistant Programで、略してEAPと呼んだりします。EAP機関と契約すると、その契約内容によって、管理監督者や従業員へのメンタルヘルス研修の実施、従業員からの電話やメール相談への対応、面談によるカウンセリング、メンタルヘルス不調の従業員の病院など専門機関への紹介とフォローアップ、人事労務担当者へのサービスの利用状況や効果に関する定期的な報告などを行ってくれます。ある程度の規模以上のEAP機関により日本EAP協会が設立されており、日本EAP協会のホームページ（http://eapaj.umin.ac.jp/）には、EAPの考え方や主要なEAP機関30社の活動報告などが掲載されているので参考になると思います。

❷管理監督者向け教育研修

もう1つ重要なことは、会社の方針、社内、社外の相談体制の現状、相談対応のスキルについて、管理監督者向けの教育研修で伝えておくことです。管理監督者に対して、会社の方針として、部下のメンタルヘルスの相談対応をしてほしいことを伝えておかなければ、業務としてその役割を認識することはありません。社内、社外の相談体制の現状と利用法、秘密は守られることを忘れずに伝え、その上で具体的に、どのように対応をすればよいのかを伝えます。これまで紹介したような事例を使っての解説や、60頁のフローチャートを参考に、会社の現状に合わせて相談対応のフローチャートを作成し、それを使ってみるなどすると、管理監督者の理解を促すことができ、効果的です。

5 相談者の問題を分析し、対応を考えるためのプロのスキル

相談者の問題は複雑で多岐にわたるため、問題を取りこぼしなく拾い上げて対応できるように、話を整理することが大事です。また、整理した内容を記録に残すことで、最初の対応者が相談者についてどう考え、どう対応しようとしていたのかを、次の対応者が理解できるようにします。この整理と記録の方法として、ＰＯＭＲという方法を使うことが提案されています。ＰＯＭＲ（ぴーおーえむあーる）は、問題指向型診療録（Problem Oriented Medical Record）の略で、医療機関での問題の整理と医療スタッフ間のコミュニケーションのために使われている方式です。医療機関で使われている方式を厳密に使う必要はありませんが、ＰＯＭＲの考え方は職場のメンタルヘルス対策でも役立ちます。ここでは、人事労務担当者や管理監督者に、一歩進んだプロのスキルをご紹介しましょう。実際に、職場のメンタルヘルス対策で使っているＰＯＭＲには3つの要素があります。

1つは「見立て」で、相談者がどんな問題を抱えていると考えたかを、簡潔にまとめます。あとの2つは「問題」と「対応」で、「問題1」に対して「対応1」、「問題2」に対して「対応2」というように、1つの問題に対してどう対応をしたのかを、問題の数だけ過剰書きにしたものです。

事例

知人の自殺にショックを受けているBさん（男性33歳）

Bさんは、3年前に会社の先輩との人間関係でうつ状態となり、1年間休職。復職後は比較的単純な作業を行っている。1ヶ月前に知人が理由も言わずに自殺しており、ショックだったようだ。現在、近所の医療機関に通院中で抗うつ薬と睡眠薬を服用中だが、投薬内容が度々変更されているらしい。1ヶ月前より調子が悪化しており、不安で、落ち着かない気持ちが続いていると話してくれた。睡眠薬を服用しても毎日早朝覚醒するそうで、仕事的には、行政の監査があるため、その準備で現在、1日3－4時間の残業を行っているとのことだった。Bさんとしては、休業するほうがいいのかとは思うが、収入が減ることが心配とのことだった。

実際に、この事例を使いながらPOMRの記載の方法を見てみましょう。

❶見立て

「見立て」は、対応する人の経験や立場によりいろいろですが、それでかまいません。相談者の病気に関すること（病気の可能性、病状）と仕事および生活に関すること（勤務状態、生活上の心配事）の2つについては見落とさないようにします。たとえばBさんの場合、「以前にうつ状態で休職歴あり。現在もうつ状態で治療中だが病状が不安定。最近起きた知人の自殺と、行政監査対応での残業が気持ちの負担になっているかもしれない」というように整理できます。

❷問題と対応

Bさんの問題を分解して、箇条書きにします。この時、いろいろな問題を個別に分け、病気のことと仕事や生活に関することをまんべんなく書き出すようにします。確実に問題になっていることだけでなく、対応した人が心配に思ったことも、問題として書き出してかまいません。なるべく多めに書き出すことで、取りこぼしがないようにします。

次は、それぞれの問題に対する対応を考えます。対応には、すぐできるものとできないもの、主治医などに依頼するというタイプのものもあります。表3－1はBさんの事例を

表3-1　Bさんの事例に見る問題と対応

問題	対応
1　病状が不安定	主治医に連絡
2　十分回復してない段階での1日3-4時間の残業	本人の許可を得て上司と面談し状況把握
3　知人の自殺の影響	本人からその件でもう少し話しを聞いてみる
4　休業することに対する本人の不安	休業中の給与の情報などを総務から説明してもらう
5　妻がどの程度病状を認識しているか不明	本人の許可を得て妻と面談することを計画

使って作成した、問題と対応の例です。これを見ると、明らかに目に見える事実だけでなく、対応者が気になっていることも問題として広く書き出されていること、問題それぞれに対する対応が書かれていることがわかります。1つめの病状が不安定という問題は、専門家しか対応できないため、主治医に依頼するという方法を選択しています。2つめでは、対応者は1日3－4時間の残業をしていることを問題と感じ、改善しようとしていることもわかります。しかし本人の話だけだと状況がわからないので、上司にも確認しようとしています。3つめでは、知人の自殺についても気にしていますが、今は具体的な対応をするほどでないと考えたのか、本人からさらに情報を収集しようとしているようです。4つめでは、休業に対する本人の不安についても見逃さず、総務からの情報提供という具体的な対応を計画しています。5つめの妻の考えや思いについては、本人の話の中には出てきていませんが、対応者が気にかけていることがわかります。すぐにではなくても、どこかの段階で妻とも面談することが必要と感じたようです。POMR方式を使って相談者の問題を整理し記録することで、問題を取りこぼしなく把握して対応を考えることができます。この記録を他の関係者が見ると、対応者がどう考え、どう対応しようとしているかがはっきり理解できるため、産業保健スタッフや人事労務担当者同士での相互理解のもと、一貫した対応をすることに役立ちます。

02 職場復帰の支援

ここで学ぶこと

- メンタルヘルス不調で休業した従業員の職場復帰事例を理解する（管理監督者・人事労務担当者）
- 職場復帰の体制と手順を社内で決める

1 メンタルヘルス不調で休業した従業員の職場復帰

メンタルヘルス不調からの回復率は、思った以上に良好なものです。ある統計によると、いくらか後遺症の残りやすい統合失調症でも、6割が回復して職場復帰していますし、うつ病や不安障害では、休業した人の7－8割が職場復帰していま す。ただし、復帰すれば安心というわけではなく、復帰後4年以内に、復帰したうちの4割が再休業しているというデータもあります。

メンタルヘルス不調による休業者の職場復帰では、復帰までに加えて、復帰してからのサポートも重要になります。特に重要なことは、復帰前の面談と復帰後のフォローアップです。

厚生労働省が作成した「心の健康問題により休業した労働者の職場復帰支援の手引き」（2009年改訂版）では、職場復帰の流れを5つのステップに区分しています（表3－2）。この本でも、それに合わせて説明していきますが、まず、職場復帰を支援する場合の難しい点を3つあげておきます。

❶本人の申し立てだけでは判断が難しい

病状や回復の程度について、本人の申し立てからは十分に把握できないことがあります。それは、本人が職場復帰を焦り、回復が不十分なのに元気そうに装うことがあるからです。そこで、本人の病状や回復の程度については、主治医や家族などの関係者から情報を集めて判断する必要があります。

表3-2　職場復帰の流れの5つのステップ（「心の健康問題により休業した労働者の職場復帰支援の手引き、2009年」）

時期	ステップ
休業中	［第1ステップ］病気休業開始及び休業中のケア
職場復帰	［第2ステップ］主治医による職場復帰可能の判断
	［第3ステップ］職場復帰の可否の判断及び職場復帰支援プランの作成
	［第4ステップ］最終的な職場復帰の決定
職場復帰後	［第5ステップ］職場復帰後のフォローアップ

❷専門家の意見を聞く場面が多い

本人が一度復帰してから仕事ができなかったり、何度も休みを取ったりするような場合に、それが病状によるものか怠けているのか、職場の人間だけでは判断できません。主治医などに相談し、医学的な視点からの意見をもらって判断する必要があります。

❸複数の専門家の意見をもとに判断や支援をする必要がある

病気と業務遂行能力（仕事ができるかどうか）の回復は一致しないことがあります。主治医は病気の回復について判断できても、実際の職場を知らないので、業務遂行能力の判断は難しいです。業務遂行能力の判断は、職場をよく知る産業医が行います。復職するかどうかの判断や職場復帰後の支援には、複数の専門家の意見を聞く必要があります。

2 管理監督者は、職場復帰にどのように対応するか

❶病気休業開始および休業中のケア

職場で最もよく出会う、うつ病の例を見ながら対応について学びましょう。

事例　うつ状態のCさん（男性27歳、営業事務職）

あなたの部下のCさんは、まじめで、営業成績も優秀だったが、これまで経験したことのない業務を担当することになった。Cさんは努力したが、思うように仕

事が進まない状態が続いた。Cさんは、しだいに寝つきが悪くなり、疲れが取れず、朝会社に行くのがつらくなり、遅刻を繰り返すようになった。また集中力がなくなり、単純なミスをするようになった。あなたはCさんの様子がおかしいのに気づき、Cさんに精神科への受診を勧めた。受診先の医師からは「うつ状態」の診断書が出され、Cさんは休業することとなった。休業して3ヶ月ほどたつ頃には、不調感もほぼなくなり、Cさんは午前中散歩に出かけることもできるようになった。主治医から復職可能の診断書が出され、嘱託（非常勤）の産業医、人事労務担当者と相談の上、Cさんは職場に復帰することになった。

1. 診断書の提出から休業へ

Cさんは、主治医から「うつ状態」の診断書をもらい、管理監督者に提出します。管理監督者はこれを人事労務担当者に渡し、休業の手続きをします。人事労務担当者は、診断書の写しを産業医に渡します。事業場によっては主治医からの診断書を直接、産業保健スタッフに提出することにしている場合もあります。

2. 休業中の連絡

管理監督者は月1回程度、Cさんと連絡を取り、調子と職場復帰の見通しを確認します。この際「本人と連絡を取るのは誰がいいのか、またどのくらいの頻度がいいのか」と迷うことでしょう。というのは、上司に会いたがらないこともあるでしょうし、休業に入ったばかりの時期には、職場の話を尋ねることが病状の悪化につながってしまうこともあるからです。迷う場合には、「本人に尋ねる」ことを原則としてください。休業中に、上司が連絡してもよいかどうか、連絡の手段や頻度はどうしたらよいか、本人に尋ねて選択してもらいます。本人が判断できない場合には家族や主治医に相談し、選択してもらうとよいでしょう。

3. 右上がりでは回復しない

病状の回復には、一定の時間がかかります。

うつ病での休業は一般的には1－3ヶ月くらいですが、病状によってはもっと長くかかることもあります。風邪のように1週間くらいで完全に回復していく、骨折のように手術をすればあとは回復を待つだけのような、先の読める病気やけがとはだいぶ違います。メンタルヘルス不調は、ゆっくり回復していくことを理解しておきましょう。

本人にも、いつ回復するのかわからないことが多いので、「いつよくなるのか」というような、本人を焦らせる発言は避けてください。また、回復には波があることも知っておきましょう。ある日は気分がよく、その翌日はまだ少し不調で、といったことを繰り返しつつ、それをならしながらゆっくりと回復していきます。一直線に右上がりには回復しない、波のある回復をすることを理解し、その日の病状に一喜一憂しないようにします。

4．休業中の不安を解消

休業中の従業員は、様々な理由で不安で一杯です。いつまで休業できるのか、休業中の給与はどの程度保証されるのか、職場に復帰する時は今の職場に戻るのか、配置転換があるのかなどです。こうした不安を解消するために、必要な情報を提供して安心してもらいます。もちろん、就業規則などに休業と復職に関する方針と手順を記載し、事前に周知しておくことが大事です。

多くの会社では、休業の最長期間が決められており、その期間が過ぎても職場復帰できない場合には、雇用契約を打ち切ることが決められています。このことは、就業規則などに明記されていなくてはなりません。また、休業の最長期間は勤続年数などによって、それぞれ異なるので、どの程度の期間があるのかを人事労務担当者に確認し、本人に伝えておくことも必要です。

❷職場復帰の相談スタート

病状が回復してくると、本人に職場復帰をしたいという意欲が出てきます。先のCさんはどうでしょうか。

事例　職場復帰を考えはじめたCさん（男性27歳）

Cさんは病状が回復してきたので、そろそろ職場に戻らなければと考えはじめた。でも、まだ十分に調子がいいわけではなく、朝も10時くらいまで寝ているし、午後はつい昼寝をしてしまうことも多い。でもこのまま休んでいると自宅でも肩身が狭い。そこで職場の上司に電話し、「明日からでも出勤したい」との希望を伝えてみた。上司からは、「まず、主治医からの勤務可能の診断書をもらってほしい。それから会社に来てもらって、産業医、人事労務担当者などと一緒に面談をして復職の時期などを相談したい」と言われた。すぐに出社できると考えていたCさんは少しがっかりしたが、主治医に勤務可能の診断書を出してくれるように頼みに出かけた。

1. 確認しておく条件

職場復帰の意欲が出たからといって、「すぐに職場復帰できる状態になった」わけではありません。本人と職場復帰の相談をはじめるにあたり、次の2つの条件がそろっていることを確認しましょう。

- 本人の職場復帰をしたいという気持ちを直接確認できていること
- 主治医から復職可能の診断書または意見書がもらえること

この2つがそろっていたら、初めて相談をスタートします。本人は、休業の期間が長くなるにつれて、しだいに回復を焦るようになります。職場に戻れるかどうか不安になり、十分に回復していないのに「大丈夫」と言って、無理して職場復帰しようとすることもあります。主治医もまた、こうした本人の強い不安に押し切られて、復職可能の診断書を書いてしまうことがあります。したがって、本人、主治医以外の関係者からも、本人の病状や回復の度合いについて意見を聞くようにしましょう。

この時点で、可能な限り産業医の意見を聞きます。月に1回しか会社に来ない産業医であっても、必ず意見を聞いてください。それは、常駐であれ、嘱託であれ、その職場で働けるかどうか（就労可能かどうか）の判断には、産業医が責任を持っているからです。

2．家族からも様子を聞く

可能なら本人の家族からも、回復の様子を聞くようにします。本人が出勤できると言っても、家族はまだ早いのではと心配していることも珍しくありません。こうした場合には、再度、出勤可能な状態なのかどうか、本人と話し合う必要があります。

3．直接本人と面談する

管理監督者自身も本人と面談し、本人の様子を確認します。

休業前の本人に比べて、どのくらい回復しているかを、会話の量、声の大きさ、動作のスピード、疲れやすさなどから判断します。特に、元の業務に戻した場合、仕事ができる状態かどうかを考えます。そうした観点から見て、本人の回復度合いに疑問が生じたら、本人にそのことを伝えて、復帰の時期をもう少し先にしてはと提案します。この時、本人が、実はまだ十分回復できていないが、そろそろ復職しなくてはいけないのではと焦っていることを認める場合には、再度主治医と相談してもらいます。

4.主治医に再検討を依頼する

本人が大丈夫だと言っても、会社側として心配な点がある場合には、主治医宛の手紙にその心配を記載し、それを踏まえて再度復帰が可能かどうか、主治医に判断をしてもらうのがよいでしょう。主治医に再検討を依頼する時のポイントは、出勤の可否の再検討ではなく、出勤の時期をもう少し先にできないだろうか、というお願いをすることです。主治医にとって、出勤の可否についての判断を変えることは抵抗がありますが、復帰の時期の調整ということであれば合意してもらえることが多いからです。

5.働くことが可能な状態であれば、職場復帰へ

管理監督者の中には、100％回復しないと受け入れられないと考えている人もいるかもしれません。ですが、メンタルヘルス不調というのは、ゆっくりと回復するものです。病状がある程度回復しても、休業したままでは業務への自信や作業能力が戻らないので、

かえって回復が進みません。

病状の変化が激しいとか、再発しないかどうか一定期間観察したほうがいいなどの特殊事情がある場合には、少し長めに様子を観察することもありますが、一般的には、働くことが可能な状態になれば、職場復帰の相談を進めていくのが普通です。働くことが可能である、という最低限度の回復の目安は、次のようになります。

「朝、出勤のために必要な時間に決まって起床し、日中昼寝などせず起きており、外出などの一定の活動ができ、夜決まった時間に就寝するリズムが、2週間程度続けられる」

これを確認するために、生活記録用紙を本人に渡して、毎日の起床、日中の活動、就寝時刻の記録を依頼する方法もあります。起床、就寝の生活リズムがバラバラ、日中の昼寝があるという場合には、決まった時間の起床と就寝、日中寝ないで活動する練習を勧め、安定した生活リズムが見られるようになってから相談をスタートするとよいでしょう。

❸職場復帰の可否の判断、および職場復帰支援プランの作成

本人の生活リズムが整い、主治医と産業医からも出社可能との判断が出て、管理監督者としても受け入れられると感じたら具体的な検討に入ります。Cさんはどうでしょう。

事例　**職場復帰の具体的な相談をスタートしたCさん（男性27歳）**

上司から、「朝も7時には起床でき、日中は起きて図書館に出かけたり、散歩したりして職場復帰に向けて練習してほしい」と言われたCさんは、それももっともだと考え練習をはじめた。最初は朝起きがつらく、昼寝してしまうこともあったが、この2週間は起床・就寝のリズムも整い、日中も新聞を読んだり、買い物に出かけたりできるようになった。これを上司に伝えたところ、職場復帰の具体的なプランを相談することになった。まずは、元の職場に戻り、当面は休業中のブランクを埋めるために資料整理からはじめて定時勤務とし、残業や出張は当面禁止だが、回復してくれば可能らしい。Cさんは、まずは簡単な事務仕事からスタートできるということで少し安心した。主治医からは半日勤務が望ましいとの意見書をもらっているが、会社の制度上、半日勤務は欠勤扱いになるため1日勤務とした。

この仕事内容なら、なんとかやれそうな気がしている。

本人が職場復帰できるかどうかだけでなく、職場復帰にあたり、当面どのような仕事につけるか、仕事が過度の負担にならないようにどう配慮するかなど、細かい点を決めなくてはなりません。そのためには、主治医、産業医、人事労務担当者などと連携し、それぞれが得ている情報をもとに、相談して決めていく必要があります。

主治医からは、本人の状況を詳しく聞く必要があります。産業医は本人と面談し、回復状況の把握と職場復帰に関する希望や心配ごとについて、情報を収集します。同時に、人事労務担当者、管理監督者などとも面談し職場の準備状況について情報を得ます。

関係者から集めたそうした情報をもとに、産業医が一人ひとりの状態に合わせた職場復帰計画である「職場復帰支援プラン」を作成します。これには、いつから出勤するのか、どの職場に復帰するのか、どの作業につかせるか、労働時間は1日勤務にするか短時間勤務にするか、残業や出張は禁止するか、産業医はどのくらいの頻度で本人を面談するかといった、詳細な点が含まれています。産業医がいない場合には、管理監督者と人事労務担当者が本人と相談して、これらの方針を決めていきます。

時として、主治医から半日勤務での出勤が望ましいとの意見が出されることがありますが、半日勤務の制度がない場合には、対応できないこともあります。また、出勤できるかどうかの目安として、休業期間中に職場まで毎日顔を出させる「試し出勤」のような制度をつくっている場合には、この制度を選択することもありますが、制度が規則としてつくられている場合に限られます。復帰にあたっての勤務形態に対しての配慮は、社内の就労規則に準じて決めることになりますので、社内制度上無理な場合には、無理であると主治医にはっきり回答してください。

復帰する職場は、休みはじめた時の所属職場にします。これを「まずは元の職場への復帰の原則」と言います。前の職場だと居づらいだろうからと考えて、他の職場に復職させるケースもありますが、復職直後から新しい職場、新しい人間関係と業務内容で仕事をするのは本人にとって負担になる場合もあります。実際、異動によってうまくいく場合と、異動のためにかえって再発してしまう場合とは、五分五分です。

異動させて復職させることは、休みはじめた職場での仕事内容が合わない、人間関係でトラブルがあるなど、はっきりした理由がある場合に限ったほうが安全でしょう。

❹最終的な職場復帰の決定

出社可能と判断され、職場復帰プランも作成できれば、最終的に会社からの出社命令により、職場復帰が決定されます。この時、産業医が作成した職場復帰支援プランが人事労務担当者に提出され、意見書の写しは管理監督者にも渡されます。管理監督者はこのプランに従って、この従業員の仕事内容や勤務形態などを決め、フォローアップして行きます。

❺復帰後のフォローアップ

職場復帰が実現したところで、管理監督者には次の役割があります。

それは、本人との定期的な連絡や面談を行うこと、産業保健スタッフや主治医と連携することの2つです。

1. 本人との定期的な連絡

週1回程度はできれば面談をします。面談が難しければ電話、メールでもいいので本人の状態を把握します。また、できるだけ月1回は、直接、本人と面談します。その際に、不調のサイン、たとえば症状悪化、業務効率の低下があるかないか、それから仕事の進捗状況、通院・服薬の状況などを尋ねるようにします。次頁の表3－3を参考にしてください。

2. 各関係者との連携

産業保健スタッフや主治医との連携としては、定期的に本人の様子を報告します。産業医を通じて、主治医に本人の状態を伝えることや主治医から意見や情報をもらうこともできます。職場復帰後は、主治医や産業医などの意見を聞きながら、本人とも相談して、段階的に業務を元へ戻していきます。

職場復帰してからは、大まかに言えば、適応期（復職後1－2週間）、回復期（2－3ヶ月）、安定期（数ヶ月）から数年までに分けることができます（次頁表3－4）。

表3-3　復職後の本人との定期的な面談の際に確認すること

区分	確認することの内容
1　病状の回復や悪化	●主な症状はよくなってきているか ●仕事による疲労感（疲れた感じが翌日まで続くか） ●再発のサインはないか ●生活パターン（睡眠、食事、起床）に変化はないか
2　仕事の進捗状況	●仕事の量（勤務時間など） ●仕事の内容 ●同僚との関係はどうか ●仕事上で変わったことはないか ●職場の雰囲気はどうか ●仕事内容の変更予定があるか
3　職場復帰支援プランの実施状況	●残業禁止、出張禁止措置があるなら守られているか ●健康管理室との定期的な連絡を行っているか ●職場復帰支援プランに変更はないか
4　仕事外の生活状況	●生活・家庭の変化や出来事はないか ●生活上で何か困っていることはないか（借金、介護など）
5　治療状況の確認	●通院はきちんとしているか ●服薬はきちんとしているか

表3-4 メンタルヘルス不調の従業員の職場復帰後のフォローアップ
：時期別のチェックポイント

区分	時期	就労状況	治療状況	対応	チェックポイント
適応期	復職後 1～2週	作業能力 50～70％程度 1日の作業後に疲労感が強いことが多い	通院中が多い	残業・出張禁止、判断業務は避ける 1日でちょうど終わるくらいの仕事が適当 仕事上の問題と関係して発病した者では、この時期に再発の危険性が高い	・主要症状の変化 ・通院・服薬の遵守状況 ・労働時間および仕事内容 ・職務内容変更や人事異動の予定の有無
回復期	復職後 2～3ヶ月	作業能力 70～100％程度 通常の作業が問題なくできる 主要な症状はほぼ消失する	通院中が多いが、治療終了の例も見られる	残業・出張を段階的に解除 遅れを取り戻そうとする本人と、大丈夫と楽観する上司が仕事量を増やして再発することがある 服薬を中断していないかどうかの確認も重要	・仕事上の問題 ・仕事外の問題 ・上司の観察および上司の本人に対する意見や態度 ・家族の意見 ・主治医の意見 ・再発予防に関する本人の洞察の程度 ・職場での「甘え」「甘やかし」の有無
安定期	復職後 数ヶ月から数年まで	作業能力および職場での適応がほぼ十分回復している	うつ病では多くは治療中止となる	再発の早期発見のために、本人の再発のサインを上司との間でよく理解しておく	

❻職場復帰支援のためのヒント

1．本人の病状をどう職場に伝えるか

部下の職場復帰第1日目に、多くの管理監督者が悩むことが「本人の病状を職場にどう伝えればいいだろうか」ということです。本人のプライバシーへの配慮も必要です。

事例　**明日、職場に復帰してくるDさん（女性29歳、営業事務職）**

あなたの部下のDさんは、明日、職場に出勤してくることになっている。

朝の朝礼でDさんのことを、職場のメンバーにどう伝えればいいだろうか。メンバーにはDさんがうつ病で休んだことを知っている者もいるし、知らない者もいる。あまり詳しく説明しすぎるのもプライバシーの侵害になるだろう。しかしまだ完調ではないそうだから、一緒に仕事をするメンバーには、そのことを伝えておいたほうがいい気もする。

「みんな、Dさんは精神的な病気で休んでいたけど」と朝礼で説明したら、部下から抗議されるかもしれませんし、職場のみんながDさんを変な人だと思って避けてしまうかもしれないと思うと心配です。しかし一方で、職場のメンバーに本人の病状や調子を知っておいてもらえば、サポートしてもらいやすい面もあり、本人のためになるかもしれません。

本人の病状を職場に伝える方法を考える際には、次の5つのポイントがあります。

- ○本人と相談する
- ○誰に伝えるか決める
- ○何を伝えるか決める
- ○なぜ伝えるか（伝えることのメリット）をはっきりする
- ○本人の了解をとる

職場では、いろいろな人が働いています。たとえば、Dさんとペアを組んで仕事をしているEさんに伝える場合と、Dさんの所属グループのメンバー5人に伝える場合、職場全体である20人に伝える場合とでは、伝える内容や伝え方が違ってきます。

職場全体には、それほど詳しい状況を伝える必要はないので、朝礼で本人から簡単に説明してもらえば十分です。所属グループのメンバーは、お互いのスケジュールを共有する必要があるので、通院のために2週間に一度は午前休を取ることまでは、伝えておいたほうがよいでしょう。Eさんには、本人が再度不調になりそうな時には気づいてもらいたいですから、もう少し詳しい情報まで、たとえば、本人がつい仕事を抱え込んでしまい、ダウンしやすいことなどを伝えておきます。

なお、病名については、管理監督者も含めて職場の人が知る必要はありません。うつ病などの病名は、伝わったほうが便利な気もしますが、同じ診断名であっても状態は人それぞれです。病名を伝えることでラベルがつけられ、間違った対応になる場合もあります。また不用意に伝えた病名が、同僚、その知人を通じて広がってしまい、本人やその家族の不利益になるかもしれません。

2. 励ましてはダメ。ではどうすれば？

さて、無事職場に復帰したDさんは、その後順調でしょうか。

事例

激励したら休み始めたDさん（女性29歳）

あなたの部下のDさんは3ヶ月の休業後、今日しばらくぶりに職場に出勤してきた。Dさんはもともと優秀で、将来を期待されていた。あなたは、Dさんに以前のように活躍してほしいと思い、「おかえり！また以前のように活躍してくれよ。期待しているぞ」と激励したところ、翌日から休みはじめてしまった。Dさんはなぜ休んでしまったのだろう。上司としてあなたはどうすればよかったのだろう。

実は、上司の励ましは、復職した部下の再発要因です。一方で、部下の仕事に対する動機づけは、上司の大事な仕事でもあります。いったいどうすればよいのでしょう。

復職してきた部下は、どんな気持ちでいるでしょう。たいていは、「心配、不安」「申し訳ない」気持ちです。こうした状態で激励されると、部下の不安で申し訳ない気持ちはさらに増幅され、体調にも影響してまた休んでしまうという事態になりかねません。復職した部下は、上司から好意で励まされていても、気持ちがついていかないことがあります。

励まさずに、動機づけをするコツをまとめると、次の4つになります。

○「まずは」スキル

「まずは最初の1ヶ月、ちゃんと出勤できることを目指そう」というような、言い方です。先々の長期の心配よりも、当面の目標に焦点を当てることで、本人の自信を高めます。

○「ひとつずつ」スキル

「今は、あなたにできることをひとつずつやっていこう」というような言い方です。仕事の目標を本人にとって達成可能、つまり「できる」と思える範囲内に設定することで、本人の自信を高めます。

○「わかるよ」スキル

「焦る気持ちはわかるよ」というような、不安を感じている本人のことを、受け入れようとしていることを伝えます。

○「一緒に」スキル

「一緒にやっていこう」というように、管理監督者と本人との関係性を高める言い方です。復職したての部下は、職場や上司との距離を測りかねているので、管理監督者のほうから、関係性をこのように言葉で表現してくれるとうれしいものです。

これらの4つのスキルの背景となっている心理学の理論についても、少し解説しておきましょう。

1つは「スモールステップ法」と言われる理論です。これは、大きな目標を小さなステップに分解し、当面の目標に到達できそうなものを設定することでやる気を促す方法です。「最終ゴールはここね」と示すだけだと、あまりにも遠く感じられてやる気が出ない場合があります。しかし、最終ゴールまでのステップをいくつかに区切り、「まずはここまで」と示して、できたらほめる、また「次はここね」と示していくことで、本人の「できそう感」が上がり、やる気が出てきます。先の「まずは」スキル、「ひとつずつ」スキルに対応しています。

2つめは、「共感と承認法」と言われる理論です。休業を体験し、不安で、申し訳ないと感じている部下にとって、安心して働けると感じられる言葉、この上司のもとならやっていけそうと感じられる言葉だけで、仕事の動機づけに十分なります。先の「わかるよ」スキル、「一緒に」スキルに対応します。これらは復職場面だけでなく、日常の職場運営においても使える理論だと思いますので、参考にしてください。

3．業務指示のコツは本人の状態に合わせて

メンタルヘルス不調の従業員の回復には波があります。最近のDさんの様子も、どうも不安定のようです。

事例　なかなか状態をつかみにくいDさん（女性29歳）

Dさんは職場復帰後には数日休んでしまったが、また元気になり出勤してくるようになった。あなたとDさんとは週1回15分の面談を行い、業務の進捗状況、体調について確認している。しかしDさんは、大抵の場合黙っているか、曖昧な発言しかしないので、Dさんの状態が十分つかめたかどうか不安が残っていた。

Dさんの仕事のパートナーであるEさんからは、ときどき職場でDさんがぼんやりしているという話も聞くため、もう少しきちんとDさんの状態を把握したいと思うが、どうしたらいいだろうか。もっとじっくり話しを聞けばいいのだが、忙しい管理監督者である自分には難しい。

本人の調子は、週単位、人によっては1日単位でも変動するので、予想が難しいところがあります。先週元気だったから大丈夫だろうではなく、連絡や面談のたびに、その時の本人の状態を把握して、業務指示を出すことが必要です。また、本人が自分の状態をはっ

きり話さないことが多いのも、よく見られるパターンです。不安や申し訳なさのために気後れしたり、不調のために頭がうまくまわらず、話せなかったりということがあります。

こうした状況のもと、上司に本人の調子がきちんと伝わらないまま、仕事の量や方法に指示を出してしまうと、適切な業務管理ができず、再休業になってしまうこともあります。

管理監督者は忙しいです。その中で、復帰してきた部下の情報を効率的に収集する必要があり、それには工夫が必要です。たとえば、部下に面談で話したいことをメモにして持ってきてもらうことも考えられます。あるいは管理監督者が、86頁の表3－3のようなシートを印刷しておき、これを見せながら部下に話したい項目を話してもらうという方法もあるでしょう。

また、面談で話しにくい話題について、本人が話そうかどうしようか迷っていることもあります。面談の最後に「他に何か話しておいたほうがよいことはありますか」と尋ね、本人が話したいことがあれば話せるように、時間をとることも効果的です。

❼対応に工夫の必要なメンタルヘルス不調

休業に至ってしまうメンタルヘルス不調には、特に対応に工夫が必要とされるものもいくつかあります。ここでは、双極性障害とアルコール依存症（最近ではアルコール使用障害と言います）を紹介します。

○双極性障害

事例　調子は良さそうだが別人に見えるFさん（男性24歳）

あなたの部下のFさんは、うつ状態で休みはじめた。３ヶ月後、Fさんが復職したいので会いたいと会社にやってきた。あなたが面談したところ、確かに調子は良さそうだが、以前のFさんと比べると妙に大声で、おしゃべりで、なんとなく以前のFさんとは別人のようでもあった。

休んだ時のことを尋ねても、「ああ、もう大丈夫、大丈夫」と軽く流してしまう。通院状況について尋ねると、「今までかかっていた医者はヤブだったので、こちらからやめた。今はいい医者を捜している」と言う。

双極性障害は、調子の悪いうつ状態の時期と、気分が高揚して調子が良すぎる「そう状態」の時期の双方が繰り返す病気です。うつ状態で発症しても、その後そう状態が生じてくる可能性もあり、職場復帰時に以前と比べて元気すぎる印象の場合は、そう状態の可能性を考えます。主治医もそう状態を見逃していることがあるので注意しましょう。

様子が気になる場合には、本人の様子を少し不思議に思っていることを、主治医に手紙で伝え、検討してもらうとよいと思います。

○アルコール依存症

事例　アルコールをやめる必要はないと言うGさん（男性48歳）

アルコールの問題で、しばらく病院に入院していたGさんが、退院してきた。職場に戻りたいと言うので、上司であるあなたが面談することになった。Gさんはすっかり良くなったと言う。

あなたがアルコールのことについて尋ねると、Gさんは「ほどほどに飲むようにしている。医者もやめろとは言っていない」と答えた。

アルコール依存症は、復職時に特別な注意が必要な病気です。アルコール依存症の治療はどんな種類のアルコールも飲まず生活することですが、アルコールを飲みたいという強い欲求が症状の一部であるため、依存症の人はつい、いろいろな言い訳をしてでもアルコールを飲もうとします。本人の言うことだけをうのみにしていると対応を間違えます。復職後、アルコールを飲まずに生活するという方針を、主治医、産業医、人事労務担当者、管理監督者、家族などの関係者全員で確認し、きちんとした生活指導が必要です。

職場では、管理監督者が定期的に面談し、通院頻度、服薬、断酒会などの自助グループへの参加など、治療状況を確認します。自助グループなどへの出席を中断しているようであれば、断酒の継続はかなり疑わしいと考えてよいでしょう。治療は、できるだけアルコール依存症の専門医にお願いし、主治医からは復職時の診断書（または意見書）において、通院頻度、服薬、自助グループへの参加に関する指示を書面でもらいます。通院のたびに、手帳にハンコをもらってくる、受診証明書を出してもらうことを指示し、きちんと通院していることを確認しましょう。こうすることで「医者から、来なくていいと言われた」という本人の言葉に左右されず、適切に指導できるようになります。こうした場合、職場の交友関係よりもアルコールを飲まないことのほうが優先事項なので、職場では飲み会に誘わないのが原則です。同僚や家族の中には、「そこまでやらなくても」と本人の飲酒を許容する環境をつくってしまう人がたいてい出てくるものですが、アルコール依存症のパンフレットなどを渡して、正しい理解と対応を求めるようにしましょう。

アルコール依存症は、再発の多い病気です。アルコール臭がするなど、再びアルコールを飲んでいる兆候があれば、すぐに本人と確認し、主治医に連絡します。再飲酒が発見された場合には、本人、管理監督者、家族と会合を持ち、断酒および治療を継続する気があるかどうかを確認し、「もう後はないですよ」などと毅然とした態度で臨みます。

繰り返し休業している場合には、解雇のリスクがつきまとうことを、本人に率直に伝えておくとよいでしょう。

3 人事労務担当者が行う職場復帰の体制と手順書づくり

❶職場復帰支援プログラムの作成

職場復帰を支援するために、人事労務担当者が最初に準備することは、休業者が職場復帰する時の基本となる手順書として「職場復帰支援プログラム」を作成することです。職場復帰の手順は、就労規則やその他の社内の規則とも深い関係があるため、人事労務担当者が中心となって作成するのが賢明です。

先にも述べましたが、復帰への流れは以下です。

本人からの復職の意向＋主治医からの復職可能の診断書（または意見書）が提出→産業医の復職前面談の実施→産業医から事業者に復職意見書が提出→事業者がこれをもとに出社命令を出して出社

これには、本人、所属職場の上司、人事労務担当者、産業医（産業看護職など）といった複数の人が関わります。それぞれの段階やステップごとに、誰からどんな情報が誰に提出されるのかを整理しておくとよいでしょう（表3－5）。こうした手順は、衛生委員会

表3-5　職場復帰における情報の流れの例

情報を提出する人	内容	提出先
本人	職場復帰の意向	職場上司
主治医	復職可能の診断書（意見書）	産業医 人事労務担当者
産業医	復職意見書	事業者

で審議し、事業場の決まりとして定めておきます。また、休業可能期間や休業期間満了時の取り扱いについても、就業規則などにまとめておくことが必要です。たとえば、①再休業の場合に、どのくらい出勤できていれば、いったん休業期間をリセットするか、あるいは②休業期間が一定期間以上になった場合に解雇する場合、などがこれにあたります。職場復帰支援プログラムが定まったら、管理監督者に周知します。伝える機会は、管理監督者向けの教育研修なども活用するのがよいでしょう。

❷休業中の対応の留意点

診断書を必ず提出してもらい、病気休業の手続きを行います。本人との連絡は管理監督者が行うことが多いので、管理監督者から適宜経過を聞いておくようにしましょう。また、スタート時に、産業医から主治医宛に手紙を出してもらい、自社の休業や職場復帰に関する手順

（職場復帰プログラム）について情報提供をしておくとスムーズに調整が進みます。

なお、主治医からの診断書には病名が書かれていますが、精神的な病気であることを理由に患者が差別されたり不利益を被ったりする可能性を心配して、正確な診断名を書かないことがあります。たとえば、うつ病であるのに「うつ状態」や「自律神経失調症」、さらには「腰痛・うつ状態」のような体の病気の診断名をつけてくる場合があります。診断書の病名からは、具体的な情報は得られない可能性があるということを理解してください。

❸職場復帰時

1．産業医による判断

月1回しか会社に来ない嘱託の産業医であっても、復職できるかどうかの判断をしてもらうことは大事なことです。人事労務担当者や保健師などが収集した情報を報告し、判断をしてもらいます。産業医がいない場合には、主治医と人事労務担当者の間で調整をしますが、主治医と人事労務担当者とのコミュニケーションは円滑でないことが多く、何かあれば困難が発生する可能性があります。したがって、できるだけ産業医を活用します。それが難しい場合には、地域産業保健センターなどを利用することを考えましょう。

たとえば、本人の回復がまだ十分でないと思われるのに、主治医から職場復帰可能の診断書が届くという場合があります。これは、主治医は患者のために医療を提供しているので、患者から繰り返し依頼されると断れない場合があるためです。管理監督者や人事労務担当者だけでなく、産業医もまだ職場復帰には十分でないと判断するなら、産業医に主治医との調整を行ってもらうとよいでしょう。

ポイントとしては、職場復帰の条件や時期を調整してもらうという方向でお願いすると、円滑に進むことが多いです。つまり、これから1ヶ月、朝7時に起床して夜11時に就寝し、昼寝をせずに日中の外出などの活動が行える状態になるかどうかを観察してから職場復帰を決めたいと主治医に提案するのです。主治医にとっての最大の懸案は、患者が首になってしまうことです。会社が職場復帰を前提として調整を依頼してきた場合には、心理的に受け入れやすいものです。

2. 産業医と事業者の判断が一致しない

また、産業医が職場復帰可能と判断しても、事業者が不可能という判断をすることもあり得ます。しかしこの場合、主治医も産業医も可能だと判断し、本人にさせられる業務があるなら、職場復帰をさせないという判断は難しくなります。もちろん、職場の多忙さとか、受け入れ準備などの都合で時期を数ヶ月先延ばしにすることはあり得ます。この場合には、会社都合による自宅待機とみなされる可能性もあり、給与の支払いが生じるかもしれません。

職場復帰できるかどうかの判断は、特に休業期間の満了が近づいている場合に重要な意味を持ってきます。休業期間満了で解雇になる可能性がある場合の判断は、特に法的な争点にもなります。次の判例の考え方が、必ずしも常識になっているわけではありませんが、休業期間の満了が近づいている場合には法律の専門家などに相談し、助言を得ておくことがよいでしょう。

判例 **札幌地判（平成11年9月21日労働判例769号）**

脳挫傷等の私傷病*を理由に休職していた営業部員の復職について、会社が復職命令を出さずに退職させたことについて、「少なくとも、ただちに100パーセントの稼働ができなくとも、職務に従事しながら、2、3か月程度の期間を見ることによって完全に復職することが可能であったなら、休職満了による退職をさせるに十分な理由があったとは言えない」としている。

*私傷病…労働者のけがや病気のうち業務に起因しないもの

職場復帰の練習として、休業中に出社することを一般に「試し出勤」と言い、職場復帰してからの半日勤務のような、就労上の措置（勤務負担軽減）とは違った制度です。あくまでも休業中なので、給与や交通費は支払われないことが多いです。ただ、休業中に無給で働かせているということでもあるので注意が必要です。たとえば、「試し出勤」中に、自宅と会社の間の移動中や社内で事故にあった場合、練習のための出勤とはいえ、労働災害の適応となる可能性は十分あります。また、練習ですので、数ヶ月以上から1年といった長期間の実施は適切ではありません。実施する場合、社内で制度をきちんと整えておく必要があり、中途半端な実施は控えたほうが安全です。

3. 在宅勤務での職場復帰

テレワークの普及に伴い、在宅勤務で職場復帰する従業員も増えています。在宅勤務が、たとえばコロナ禍などでの一時的な措置であるなら、在宅勤務での職場復帰を認める必要はありません。しかし、在宅勤務が通常の働き方として定着するようであれば、在宅勤務での職場復帰は、出勤しての職場復帰と同等に扱う必要があります。

在宅勤務での職場復帰は、出勤しての職場復帰に比べて負担が少なく利点があると言われます。一方で、復職後の状況が管理監督者から見えにくい、生活リズムが整いにくい可能性があるなどの心配もあります。在宅勤務での職場復帰を行う場合には、職場復帰の可否の判断時に従業員の生活リズムや業務を行う能力の回復状況をより詳細に確認するのがよいでしょう。

また、復帰後にも管理監督者の1対1の面談（オンラインを含む）を週1回必ず行う、復帰後も生活リズムの記録を従業員から提出してもらい確認するなど、フォローアップをきちんと行うように計画することが大切です。

❹困難な事例への対応

復帰後も、様々な問題や誤解が生じることがあり、人事労務担当者は主治医や産業医などと相談しながら、対応していく必要があります。

たとえば、ある上司は、本人が不調のために何度も休憩することや職場の会議に欠席することを「甘え」や「怠け」と感じ、本人を責めるかもしれません。このような場合には、主治医に状況を伝えて、病状のためにやむを得ないものか、就労態度をきちんとするよう指導してもよいかを相談するとよいでしょう。

別の上司は、逆に過度に「甘やかし」て、遅刻や欠勤も大目に見るといった特別待遇をするかもしれません。これは長期的に見ると、本人の職場への適応を妨げてしまうことにつながるので、主治医の意見を聞き、職場上司などの関係者と話し合い、誤解や処遇上の問題を解決することが大事です。また長期間が経過しても、なかなか作業能力が回復しない場合や症状が慢性的に経過する場合は、復帰はしたものの1週間に2日は休んでしまうことが何ヶ月も続く場合もあります。こうした場合には、そのまま経過を見送るのではなく、管理監督者、人事労務担当者、産業医、本人との面談によって課題を確認した上で、主治医に今後の見立てや職場での対応について意見をもらい、対策を考えていきます。こうした場合、より負担の少ない仕事への配置転換の提案が出されがちですが、それによって何が改善されると期待できるのかが明確でなければ、慎重にすべきです。

復帰はしたものの回復が見込めない場合、十分に働くことができる状態ではない場合、解雇や退職という問題も起きてきます。ただし、回復する可能性のある病気を理由に解雇をすることはできません。また、その従業員が1日8時間働くことができる業務があるなら、やはり解雇はできません。

人事労務担当者は産業医と相談しながら、次のような対応が必要となります。

①主治医の意見をもらう
②回復が本当に困難かどうか数ヶ月以上の観察期間を設定する
③本人および家族と就労継続か、退職かの適切な判断ができるように、十分相談する

03 自殺予防のために

ここで学ぶこと

- 部下の自殺のサインに気づき、適切に対応する方法を学ぶ
- 職場での自殺発生後の対応について理解する

1 自殺の可能性のある部下への対応

自殺予防の第一歩は、いつもと違う様子に気づき、自殺の可能性を考えることからスタートします。

ここでは、Hさんという従業員を例にして、自殺の可能性のある部下への対応を考えていきましょう。この事例は、ある研究で作成された労働者などに向けた自殺予防教育プログラムの教材を、許可を得て使用しています。

次の事例を読んでみましょう。

事例

自殺リスクを抱えたHさん（男性43歳）

Hさんは、ある会社の地方支社の営業係長で、東京にある本社での早朝会議に出席するために前日から出張した。しかし会議の日の朝、本社から支社の上司であるあなたに電話がかかってきた。

なんと、Hさんが会議にやってこないと言う。急いでHさんの携帯電話に連絡を入れると、何度かかけた後でようやく本人が電話に出た。最近よく眠れないので、市販の睡眠薬を飲んで寝たところ、効き過ぎて朝起きることができなかったと言う。Hさんはこの件を非常に反省している様子で、謝る一方、「迷惑をかけたので、会社を辞めたい」と言い出した。

あなたは、「大丈夫、本社には謝っておくから」と安心させる一方、Hさんの態度に不自然な印象を持ち、「どうしたんだ、何か困っていることでもあるのか」と尋ねてみた。

❶部下の自殺の可能性を示すサインに気づき、本人の話を聞く

ポイントは、部下の自殺の可能性を示すサインに気づき、本人の話を聞くことです。

次頁の表3－6を参考にしてください。

まず、「どうしたんだ、何か困っていることでもあるのか」というように、相手が話しやすい言い方で声をかけてみます。声をかけても話してくれなかった場合には、「話したくなったら、いつでも相談に乗るから」と相談しやすい雰囲気をつくります。数日、様子を見てやはり表情や行動が心配なら、再度声をかけましょう。相手の話や態度から、うつ病や自殺の疑いがあれば、会社内の産業保健スタッフ（産業医や保健師など）あるいは会社外の相談機関（産業保健推進センター、精神科など）に相談します。

❷相手が話をするように聞き続ける

「どうしたんだ」と問いかけをしてみて、もし、話しはじめたら、相手が話をするように聴き続けることが、大原則です。

表3-6　自殺のサイン

1. 言葉にあらわれるサイン	〔ア〕**直接的なサイン**—「死にたい」「自殺したい」「自殺の方法を教えてほしい」「生きていくのがいやになった」「来年はもうここにはいないだろう」 〔イ〕**間接的なサイン**—「楽になりたい」「遠くに行きたい」「家出したい」「ここに来るのもこれが最後だろう」「もう、これ以上、耐えられない」
2. 行動にあらわれるサイン	〔ア〕**直接的なサイン**—自殺の準備をする、計画を立てる（自殺の用意をする、自殺場所を下見に行く、自殺に関する本を集める）、自殺未遂をする 〔イ〕**間接的なサイン**—身の回りの整理をする、借りていたものを返す、重要な地位を退く・辞退する、遺書を書く、昔の友人・知人に連絡する、病気の治療を中断する
3. その他	〔ア〕**アルコール、薬物の乱用** 〔イ〕**引きこもり** 〔ウ〕**危険な行動をとる**（交通事故、大きなケガなど）

そして、最も大事なことは、まず落ち着くことです。Hさんの事例を引き続き見てみましょう。

事例　自分の気持ちを話してくれたHさん（男性43歳）

問いかけに対し、Hさんは、数年前から自分の仕事がうまくいかないことに悩んでおり、最近はよく眠れず、精神的に苦しいと感じていたと話してくれた。「電車に飛び込んでしまったらどんなに楽だろうと思う」「もうどうにかなってしまうのではと自分でも怖い」とも話す。Hさんは、直接「死にたい」とは言わなかったが、「電車に飛び込んでしまったらどんなに楽だろう」というのは「死にたい」のあらわれと考えることができる。

Hさんは、今1人で東京にいる。あなたは少し不安になってきた。

「自殺したい」という気持ちを聞いたり感じたりすると、無意識のうちに驚いたり、拒否反応をしてしまったりしますが、これは避けたいものです。また、不安になって無理矢理相手の自殺を防ごうとすると逆効果になります。この時、「自殺なんか考えてはダメだ！」という言い方はしないようにし、「自殺を考えている」という気持ちを真剣に受け止め、それをすぐに否定しないことが大事です。相手の苦しい気持ちを聞く前から「自殺をしてはダメだ」と言ってしまうと「自分のことを理解しようとしていない」と映ってしまうかもしれません。「自殺を考えるほどの苦しい状態にいる」ことを理解し、そのことを相手にも伝えるようにします。

ただし、「自殺をしてよい」という意味ではないことをしっかり理解してください。死にたいという気持ちに遭遇したら、自らを「明鏡止水」の境地に置き、その気持ちを淡々と受け止めて聞く、というモードに切り替えるのが極意です。

❸話を聞くことが基本

自殺を考えているからと言って、相手は100%死にたいと思っているわけではありません。おそらく「死にたい」気持ちと、「生きたい」気持ちの間で揺れ動いているのです。その気持ちを理解することができれば、本人の死にたい気持ちを思いとどまらせることができる可能性が出てきます。話を十分聞いた上で、上司としてできるだけ解決のために手助けしたいことを伝えましょう。相手が少しでも信頼しはじめたら、その人間関係そのものが、自殺を思いとどまらせるきっかけになるかもしれません。

また、話を聞く中で、自殺の可能性の程度を評価できるとよいでしょう。医療職向けのWHOの自殺予防マニュアルでは自殺リスクの評価方法が提案されています。少し、難易度が高いかもしれませんが、こうした考え方があることを知っておくと、参考になるかもしれないので、簡単にしたものを表3－7に示しました。

大まかに言えばメンタルヘルス不調の人に、死一般について考えるかどうかを尋ね、考えるようであれば自分の死について考えるかどうかを尋ねます。もし、考えるようなら自殺について考えることがあるかどうかを尋ね、もしあるならさらに具体的な手段や計画を考えるかどうかを尋ねる、というように段階的に自殺の意図を評価します。「それは自分の死について考えたり、死んだほうがいいと思ったりするということですか？」「自殺しようと思ったりしますか？」「具体的な方法や計画まで考えることがありますか？」と順を追って、自殺の意図の強さを尋ねていきます。ただ、詰問調にならないように、会話

表3-7　自殺のリスクの評価と対応＊

自殺リスク	状態	評価と対応
低	自殺しようという気持ちはいくらかあるが、計画は立てていない	自殺したい気持ちについて話し合う 精神保健の専門家または医師に紹介する（受診させる）
中	死にたい気持ちや計画はあるが、ただちに自殺する計画は持っていない	上記＋ゆれる気持ちに焦点を当てる。「死なない約束」をする。家族、友人、同僚に連絡し、助けを得る
高	計画があり、それを実行する方法を持ち、すぐにそれを実施する計画がある	上記+決して１人にしない。ただちに救急受診または入院の手続きをとる

＊WHOの一次保健医療スタッフ向け自殺予防マニュアル（2001）から著者作成

の中で自然に尋ねることが必要です。自殺したい気持ちに共感する必要はありませんが、本人が直面している悩みや不調については共感してあげることが自殺リスクを減らすために有効です。

また、「きちんと治療することで、気分や調子が戻れば、死にたい気持ちはなくなるかもしれないので、それまで待ちましょう。約束できますか？」のように「死なない約束」をうまく使うことも効果的です。もし、話の中に自殺の具体的な手段や計画について考えていることが出てくれば、精神科に紹介します。事例のHさんは、電車に飛び込むという手段について話していますので、やや可能性が高いと感じられます。

❹他の人の協力を得る

自殺の可能性が強く疑われる場合、危険性が下がるまでは、本人を1人にしないことが重要です。1人では対応せず、他の人の応援を得ます。できれば、本人の了解の上で産業保健スタッフ、人事労務担当者、同僚、あるいは家族を呼び、必ず誰かがそばについているようにして、複数の人間で対応します。仮に本人が拒否しても、命の危険がある場合には、関係者に連絡を取って対応しましょう。また、産業保健スタッフ（産業医、保健師など）の助言を得たり、産業保健スタッフに本人と会ってもらったりするのもよいと思います。

事例

助かってよかったHさん（男性43歳）

あなたはHさんには本社から担当者に行ってもらうから、ホテルの部屋で待っているように指示し、本社の人事担当者に事情を話して、人事担当者と保健師にホテルに行ってもらうことにした。人事担当者と保健師はホテルで本人の話を聞いた上で、Hさんを自宅に帰すことにした。人事担当者がHさんを1人にしないように付き添って、支店まで連れて帰り奥さんに預けた。この時、あなたも出かけて奥さんに事情を話し、近くの精神科を受診させることになった。

Hさんは「うつ病」の診断で3ヶ月の自宅療養、通院治療で回復し、元の職場に復帰し、現在は本人との相性を考えた別の部門のリーダーとしてがんばっている。「あの時、本社の担当者がホテルに来ていなかったら、飛び込み自殺していたかもしれない」と、Hさんは話してくれた。助かって本当によかった。

この事例のように精神科には誰かが付き添い、これまでの経過や自殺が心配なことを医師に伝えるようにします。この時、本人の抱えている問題について、すぐに解決策を提案する必要はありません。まずは「休養が必要なこと」「うつ病の可能性が高いので、まずは治療に専念し、回復してから解決策を相談しよう」と、問題を一時保留にすることで、本人の不安や追い詰められた感じを和らげることができます。

「専門家でないのでよくわからない」「おせっかいではないか」という気持ちが、前述のようなきちんとした対応をためらわせます。こうしたためらいのために、部下の自殺を防ぐことができず、自分を責めている上司もたくさんいるのです。心配な時には、産業保健スタッフや外部の相談機関の助言を得ながらできることをしましょう。

2 自殺発生後の対応

不幸なことに自殺が起きてしまった場合、問題となることが3つあります。

❶遺族への対応

大事なことは、遺族と対応する会社の窓口を一本化することです。窓口が複数あると、遺族に対する対応がバラバラになることや遺族が連絡してきた時にたらい回しにされているといった印象を与えてしまうことになり、遺族との関係が難しくなる可能性があります。また、窓口が複数あると責任が見えにくくなり、たとえば葬儀に会社から誰も出席していなかったなどといったことが起こりやすくなります。遺族の気持ちを思いやり、会社が誠実に対応していることを理解してもらうためにも、窓口の一本化は大事です。

❷自殺に関する情報の公表

社内で、自殺に関する情報をどのようにどの範囲まで公表をするかについて、決めなくてはなりません。これには正解はありません。自殺の状況や遺族の希望などによりケースバイケースで決められることが多いです。しかし一般には、少なくとも死亡した従業員が所属していた部門の従業員には、早めに、ある程度具体的な情報を提供することが、社内での不信感を招かないためにはよいと思います。

❸周囲の人へのフォロー

自殺が起きた後、周囲の人が精神的な影響を受けることが多くなってきています。親しかった同僚が、なぜサインに気づけなかったのだろうと罪悪感を持つこともあります。自殺した場面のことを何度も思い出して怖い気持ちになり、よく眠れなくなることもあります。事業場内で自殺があった場合には、周囲の人が受ける精神的な影響は大きい傾向にあります。自殺した従業員と親しかった人、一緒に仕事をしていた人は、精神的な影響を受ける可能性があります。よく観察し、いつもの本人と違う言動がある場合には個別に話を聞くようにしましょう。産業医、看護職などの産業保健スタッフに面談してもらってもよいと思います。多くの場合、罪悪感や不安・恐怖は自然に回復するものです。しかし、1ヶ月を越えても回復しないようであれば、慎重に様子を観察し、精神科医などへの受診を促しましょう。

04 職場環境改善によるストレス対策

ここで学ぶこと

- 職場環境改善の考え方と方法、好事例を学ぶ
- 従業員参加型の職場環境改善の有効性を理解する

1 職場環境などの評価と改善の考え方

仕事によるストレスは、従業員の健康に様々な影響を及ぼします。もちろん、従業員の健康問題は、仕事以外のストレスによる影響もあります。しかし、事業者や管理監督者は、安全で健康な、つまり仕事のためにけがや病気にならないような職場環境を提供することが、その責任の1つとなっています。職場環境などを改善することは、仕事によるストレスの原因を改善することで、従業員の健康に影響が出ないように未然に防止する活動です。仕事によるストレスは健康問題だけでなく、生産性も低下させますので改善することは、職場の生産性を上げるためにも役立つ活動です。

厚生労働省の「労働者の心の健康の保持増進に関する指針」（２００６年、２０１５年改訂）では、職場環境等の把握と改善を効果的なメンタルヘルス対策として推奨しています。この指針の「職場環境等」には、仕事によるストレスの原因となり得る、様々なものが含まれています。

「労働者の心の健康には、職場環境（作業環境、作業方法、労働者の心身の疲労の回復を図るための施設及び設備等、職場生活で必要となる施設及び設備等）のみならず、労働時間、仕事の量と質、職場の人間関係、職場の組織及び人事労務管理体制、職場の文化や風土等が、影響を与えるため、これらの問題点の改善を図る必要がある」

ここから、職場環境として「熱い」「騒音がある」「暗い」などの物理的な環境に加えて、「労働時間」「職場の人間関係」「職場の組織や風土」など、幅広いものが含まれていることがわかります。

では、具体的な事例を見ながら、職場環境がどのような影響を与えているのかを考えてみましょう。従業員の不調の原因はいったいどこにあるのか、想像しながら読んでみてください。

事例

思いがけないストレスの原因

パソコンを用いたデータ入力作業に従事する女性従業員から、健康診断時に肩こりや視力低下などの訴えが多発した職場があった。産業医に頼んで職場巡視に来てもらい、職場環境を確認してもらったところ、作業方法や作業量に問題はなかった。しかし、この作業場では、側面2方向が廊下に面した大きな透明窓であるため、廊下を通行する人たちから作業を監視されているように思え、小休憩も落ち着いてとれない状況にあることがわかった。この作業所では壁面の窓を風景写真に入れ替え、作業場内が廊下から見えなくすることで女性従業員の訴えは大幅に減少した。

この事例からわかることは、従業員のストレスは思いがけない原因から発生していることがあるということです。この職場の女性従業員に頻発していた不調は、作業の負担というよりも、外から見えてしまうという作業場のレイアウトが与えていた気持ちの上での負担のせいでした。こうした点に気づくことができれば、問題点を改善することで、仕事によるストレスを効果的に減らすことができます。実は、こうした職場のレイアウトがストレスとなって、不調を引き起こしていることは、意外とよくあります。レイアウトという目に見える環境によって、従業員のストレスや気持ちという目に見えないものが影響されていることを意識してください。もう1つ、別の事例を見てみましょう。

事例

時間の節約がメンタルヘルス不調者を招いた営業所

ある営業所では、時間の節約のため、すべての連絡・報告・相談をメールにしたところ、次々とメンタルヘルス不調者が発生した。そこで、月曜日の午前に30分の顔を合わせのミーティングを復活させたところ、不調者の発生がおさまった。

この事例からは、会合の持ち方、情報の流れ方、職場組織のつくり方なども仕事によるストレスに影響を与えることがわかります。職場環境改善においては、改善の対象を広く考える必要があることがわかります。職場環境改善の活動では、まず職場におけるストレスの現状を評価することから始めます。その方法として、最もよく利用されているのは質問票による調査です。職場のメンバーの質問票への回答を職場全体で集計して、その職場のストレスの傾向を把握する方法です。なお、職場におけるストレスの現状は、質問票以外でも把握することはできます。職場を見回って問題がないかどうか確認する職場巡視による方法や職場のメンバーへの聞き取りや意見聴取などでも、ある程度は可能です。

職場におけるストレスの現状がわかったら、そこから問題点を抽出して職場環境改善を行い、仕事によるストレスを改善します。これには、大きく分けると2つの方法があります。1つは管理監督者が自分で考え、サブリーダーなど少数の従業員と相談して職場環境改善の計画を立てる方法です。もう1つは、最初から従業員に参加してもらい、従業員の意見をもとに職場環境改善の計画を立てる方法で、「従業員参加型職場環境改善」とも呼ばれています。これまでの経験では、従業員参加型職場環境改善のほうが、管理監督者が自分で職場環境改善の計画を立てる方法よりも効果が大きいことがわかっています。

2 調査票による職場のストレスの評価

職場には、気づかないうちに仕事によるストレスが生じてしまっていることがあります。職場環境の改善には、まず職場ごとの仕事によるストレス要因の現状を知る必要があります。しかし、職場を観察してすぐに「この職場は仕事の量が多い」とか「人間関係が悪い」とわかるわけではありません。そこで調査票を使って、その職場のストレスの現状と特徴を把握する方法が用いられます。特に、職業性ストレス簡易調査票と「仕事のストレス判定図」の組み合わせは、調査票を活用して目に見えない職場のストレスを数値化するための簡単で便利な方法なので、ご紹介します。

❶職業性ストレス簡易調査票

職業性ストレス簡易調査票は、厚生労働省の研究班により日本人の労働者向けに開発された、仕事によるストレスに関する簡便な調査票です。この調査票は、2015年12月から施行されたストレスチェック制度（第4章参照）でも、標準的な調査票として使用されています。全部で57問の質問があり、次のような仕事によるストレスに関する、ほぼすべての側面を測定できるようになっています

A　仕事によるストレス要因

B　心身の症状（ストレス反応と呼ばれています）

C　上司、同僚、仕事外（配偶者、家族、友人など）からの支援

D　仕事と家庭生活の満足度

すべての質問が4段階で尋ねられ、そこから「仕事の量的負担」や「仕事のコントロール（裁量権）」「上司からの支援」などの得点を求めることができます。たとえば、「1　非常にたくさんの仕事をしなければならない」「2　時間内に仕事が処理しきれない」「3　一生懸命働かなければならない」の3問は、仕事の量的負担を測定するもの（尺度と言います）で、この3問の回答の合計を計算して、仕事の量的負担の程度を示す点数とします。こうして計算された得点を用いて、仕事によるストレスを評価します。

❷職業性ストレス簡易調査票の活用法

活用法としては、集団向けと個人向けの2つがあります。職場のメンバー全員に回答し

てもらったものを集計して「仕事のストレス判定図」を作成することで、職場環境の改善の参考にします。これが集団向けの活用法です。

また、一人ひとりに対して、「あなたのストレスプロフィール」を出力することで、個人のストレスへの気づきを促すことにも活用できます。これが個人向けの活用法で、先にはじまったストレスチェック制度での使われ方が、これに相当します。（図3－3）

❸仕事のストレス判定図をつくる

ここでは、集団向けの活用法について詳しく説明していきます。仕事のストレス判定図は、職業性ストレス簡易調査票の仕事によるストレスの主要な要素［仕事の量的負担、仕事のコントロール（裁量権）、職場の支援］に関する12問の質問を抜き出して回答を集計することで職場集団としての

図3-3　簡易調査票の活用法

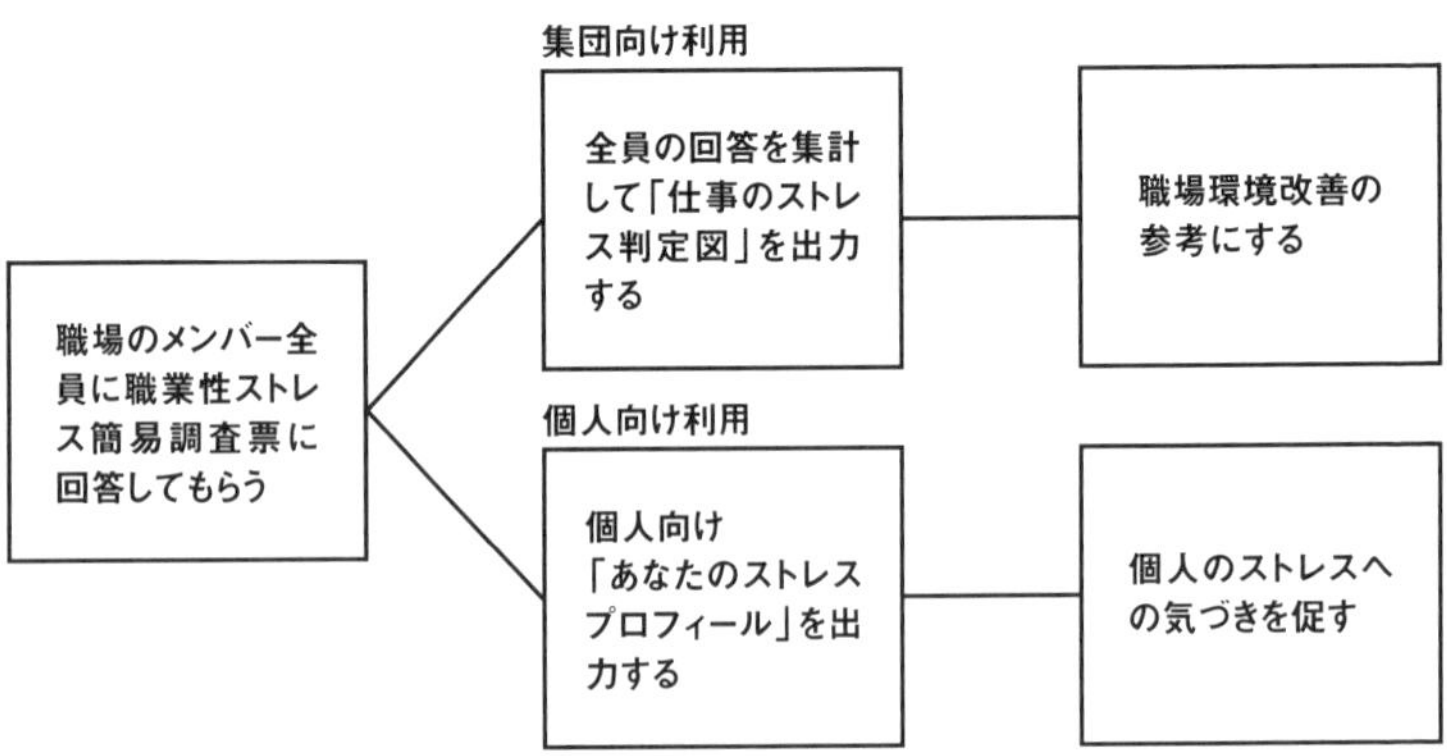

仕事によるストレスの程度を測定します。仕事のストレス判定図は、「量－コントロール（裁量権）判定図」と「職場の支援判定図」の2枚で構成されています。

1．全員の回答をもとに4つの点数を計算する

全員の回答結果から、仕事の量的負担、仕事のコントロール（裁量権）、上司の支援、同僚の支援の4つの点数を計算します。

2．量－コントロール判定図に書き込む

仕事の量的負担、仕事のコントロール（裁量権）の職場の平均点を計算し「量－コントロール判定図」に書き込みます（図3－4）。これによって、その職場が全国平均に比べて、仕事の量的負担が大

図3-4　量―コントロール判定図

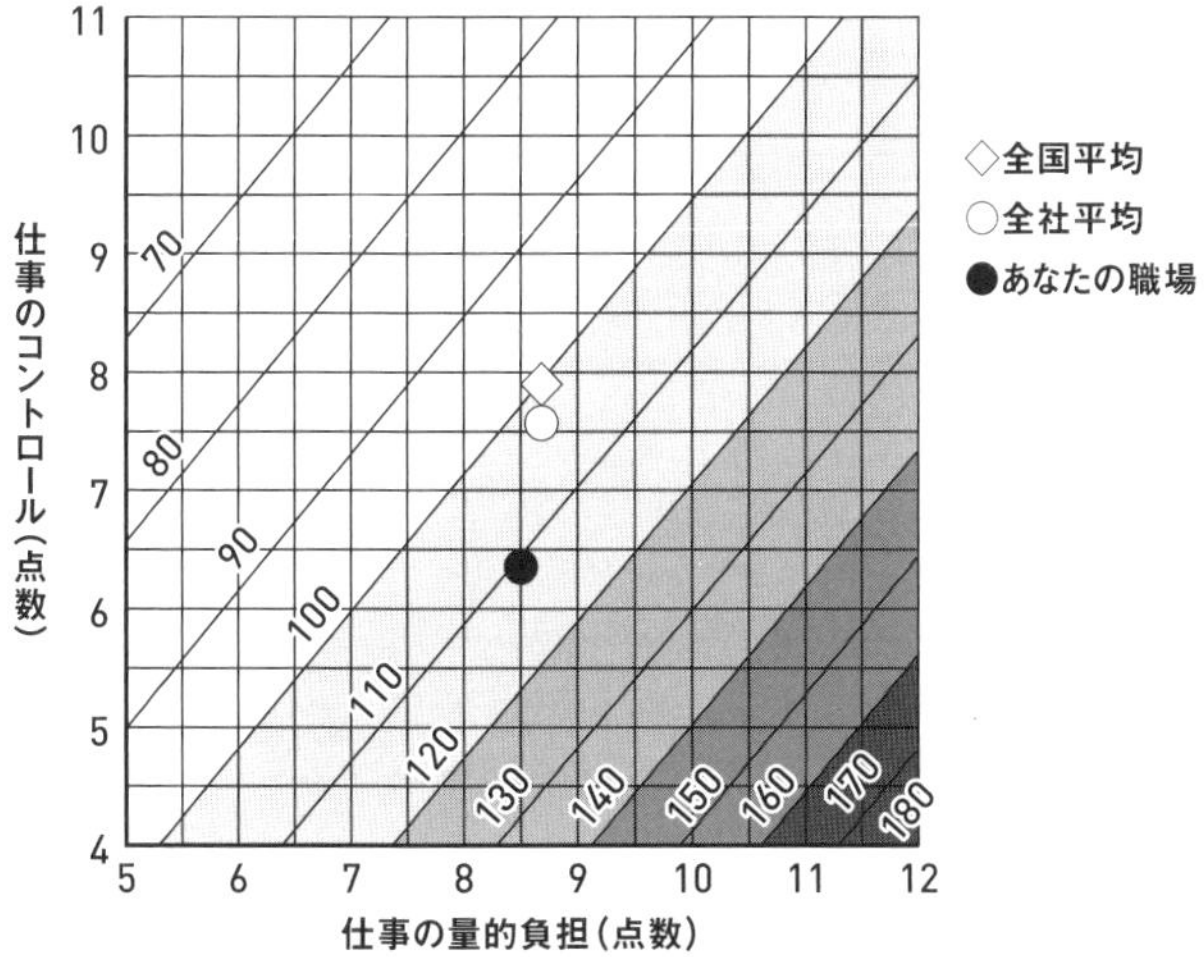

きいことや仕事のコントロールが低いことからくるストレスが、どのくらい大きいかを知ることができます。

3．職場の支援判定図に書き込む

同様に、上司の支援と同僚の支援の平均点数を職場の支援判定図にも書き込みます（図3－5）。こちらは、その職場が全国平均に比べて、上司や同僚の支援が低いことによるストレスが、どのくらい大きいかを知ることができます。

4．2枚の判定図から健康リスクを求める

2枚の判定図に記入した平均点が、判定図上の、どの斜線上にあるかを見ることで、「健康リスク」を求めることができます。健康リスクとは、その職場について、仕事の量的負担、仕事のコントロー

図3-5　職場の支援判定図

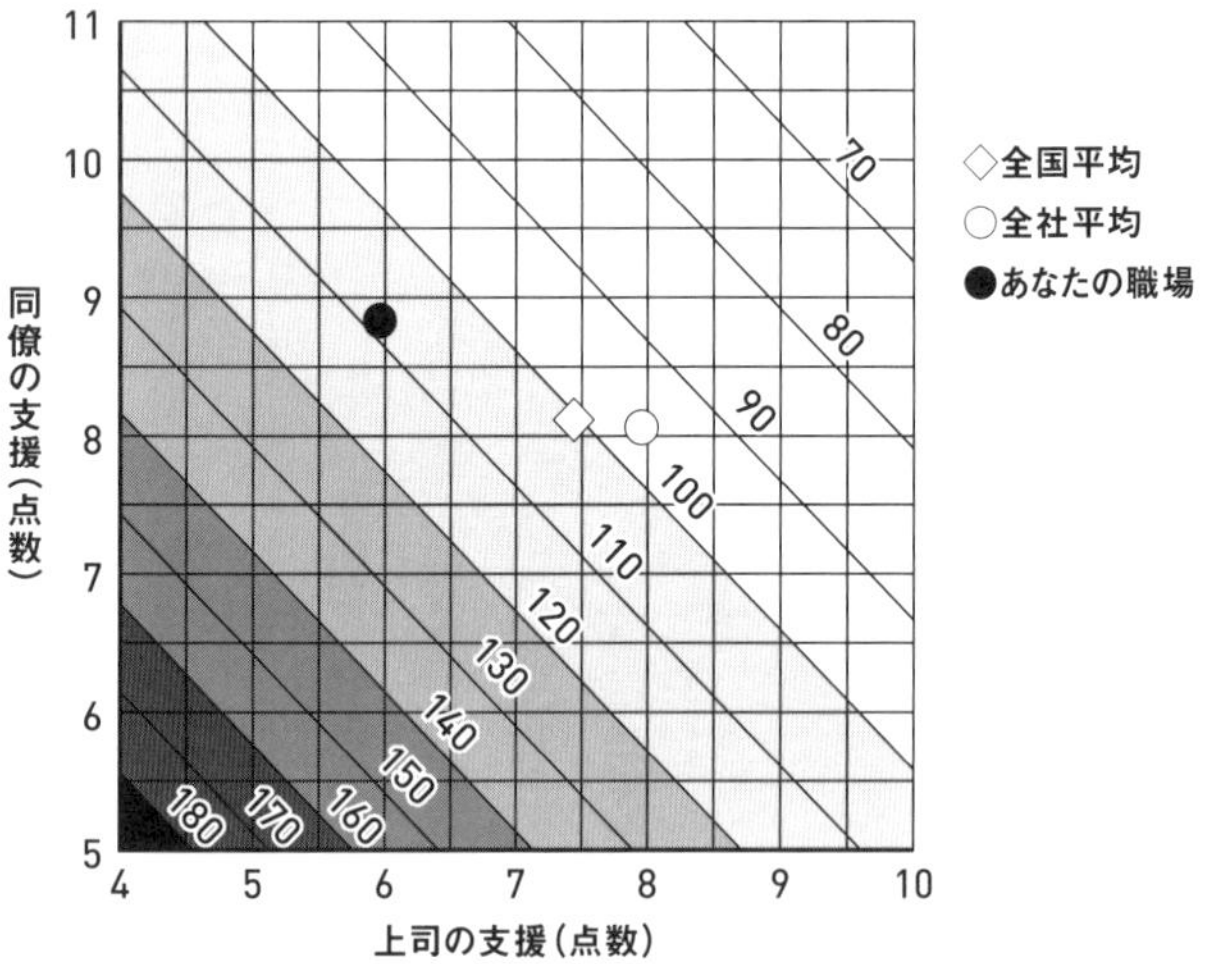

ル（裁量権）、上司の支援、同僚の支援という4つの要因から考えると、日本の一般の職場と比べて何倍くらいゆううつな気分や病気で休むなどの健康問題が起きやすくなっているかを示すものです。仕事の量的負担が8・5点と全国平均とほぼ同じで、仕事のコントロールが6・4点と全国平均より低い職場を例に見てみます。これらの数値を量－コントロールの判定図に当てはめると健康リスクは112と計算され（図3－6左）、この職場では、仕事の量的負担と仕事のコントロールによるストレスで、日本の平均的な職場を100とした場合に比べて、健康問題が12％増加すると推測されることを意味しています。同じように、上司の支援の平均が6・0点と全国平均より低いものの、同僚の

図3-6　2枚の判定図から見る健康リスク

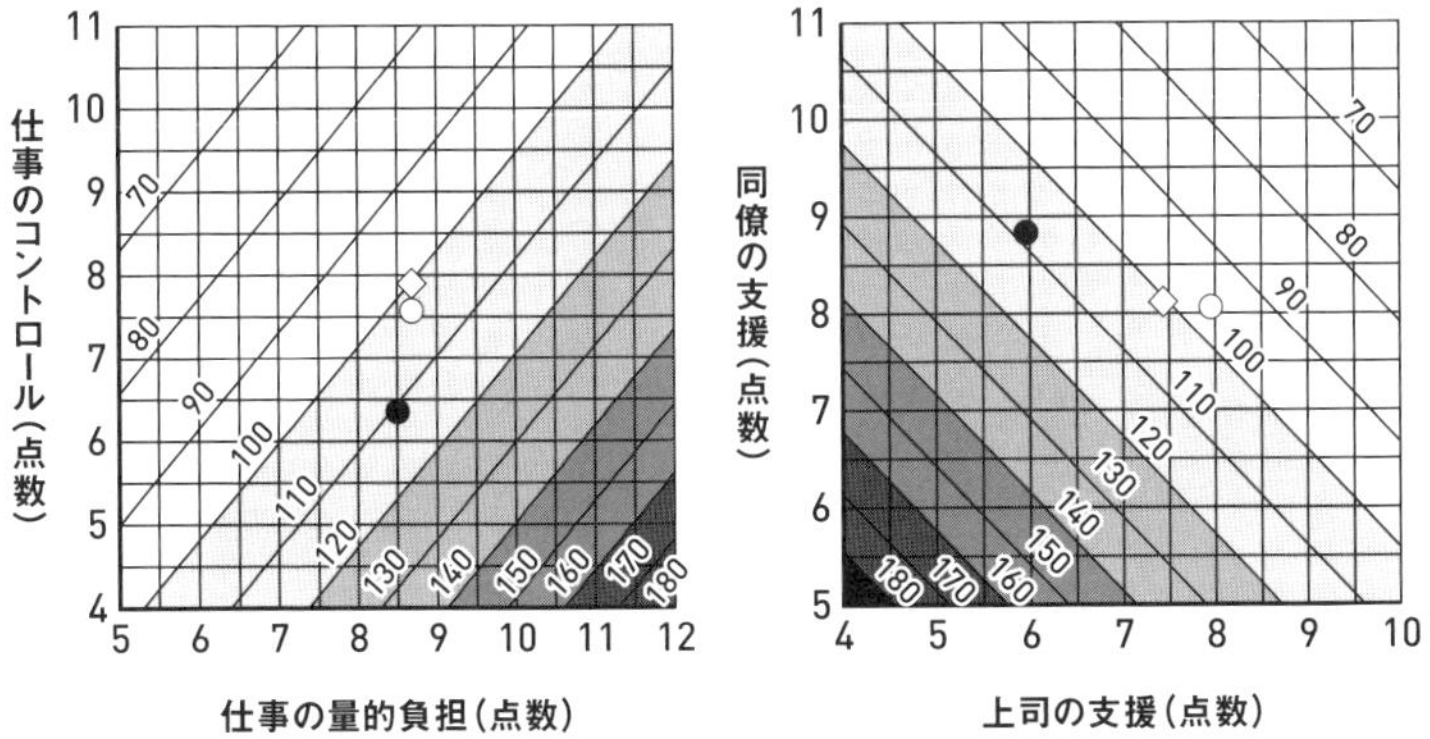

◇全国平均　○全社平均　●あなたの職場

支援の平均は8・8点と全国平均より良い職場では、支援の判定図に当てはめると健康リスクが108と計算されます（図3－6右）。この職場では、上司の支援の低さによるストレスのために、健康問題が日本の平均的な職場に比べて8％増加する可能性があることを意味しています。この2つの健康リスクを掛け合わせて100で割ると、この職場の総合的な健康リスク、120が算出され、この職場では、ゆううつな気分や病気で休む人の危険度が全国平均に比べて20％増しになっていることを意味しています。通常、総合健康リスクが120を越えている場合には注意が必要とされているので、この職場では職場環境改善など何らかの対策が求められることになります。

❹使用にあたっての注意

仕事のストレス判定図の使用にあたっては、いくつか注意事項があります。

- 調査や結果の評価は、産業保健スタッフと一緒に行う
- 仕事の量的負担が少なすぎてもストレスとなることがあることに注意する
- 職場のストレスの評価と対策を練る際には、「仕事のストレス判定図」に取り上げられていない要因も考慮する
- 評価する単位（対象者）の人数が減少すると、評価が不安定になったり、個人差の影響が大きくなったりするので、最低でも10名以上程度を1つのグループとする

なお、「仕事のストレス判定図」は、仕事によるストレスにおける男女差を考慮して、男女別に判定図が用意されています。しかし、性別に分けて集計することで、1つの職場あたりの回答者数が10人を下回り、集計が困難になる場合もありますので、男女を合わせて、男性の判定図を使用することもあります。ただし、女性のデータを男性の判定図に当てはめた場合、量的負担と仕事のコントロールによる判定図でのストレス評価が、いくらか過大になる傾向があるので、女性の割合の多い職場では注意しましょう。

仕事のストレス判定図の結果を使用した次の事例では、職業性ストレス簡易調査票の結果を活用して職場環境改善をしています。評価結果をもとに、管理監督者に工夫してもらうことで、事業場全体として仕事によるストレスを減らしています

事例

仕事のストレス判定図を使っての職場環境改善

ある電気メーカーでは、職業性ストレス簡易調査票による調査から作成された「仕事のストレス判定図」をそれぞれの部署の管理監督者に渡した。45部署のうち70％以上の部署で、管理監督者が産業保健スタッフに相談しながら、何らかの改善計画を立て実施した。1年後には、仕事のストレス判定図で高ストレスと判定される部署の数が減少し、事業場全体としてストレスの改善が確認された。

3 管理監督者が行う職場環境の改善

❶日常の職場管理における働きやすい職場づくり

管理監督者は、日常の職場管理において、ストレスが少なく、従業員がいきいきと働き、生産性が上がる職場環境を保てるように努力する必要があります。これは、管理監督者の職場管理業務の一部とも言えるでしょう。日常的に働きやすい職場環境を保ち、職場でのストレスを予防するために管理監督者ができることの例を5つあげます。

○指示や情報が従業員全員に伝わる工夫をする

管理監督者からの指示や情報が従業員全員に伝わることで、職場の一体感や公平感を高めることができます。

○仕事上の役割を明確にする

部下に仕事を指示する場合には、その目標、方法、報告の時期や方法などについて、具体的に指示します。

○みんなで方針やスケジュールを話し合う場をつくる

従業員が意見や希望を伝えたり、少なくとも方針決定の過程に参加したりすることで、コントロール感が上がり、より積極的に業務に取り組むことができるようになります。

○タイミングよくほめる

仕事上の努力をしているのに評価してもらえない時に、ストレスがたまることが知られています。きちんと仕事をすればねぎらいの言葉をかけてもらえることがわかれば、従業員はやる気を出して業務に取り組むようになります。

○管理監督者に、必要に応じて相談しやすいように工夫する

上司からの支援が高いことは、様々な仕事上のストレスの影響を緩和してくれます。「困った時には尋ねていいよ」という方針を示すだけでも、部下のストレスは和らぎます。

○ある特定の状況の従業員には特に注意する

たとえば、次のような状況で仕事をしている場合、メンタルヘルス不調が起きやすい傾向があるので、日頃から気を配るとよいでしょう。

- 1人だけ作業量や負荷が集中している人
- 時間にかかわらず呼び出しを受けて対応しなくてはいけない業務している人
- 1人で決めなくてはいけない業務している人
- 慣れない業務をはじめたばかりの人
- 業務内容が独立しているため他の人に助言を求めにくい人

本人に業務の負担について尋ねること、さらに可能であれば負担や課題を相談できたり、分担できる同僚を割り当てたりすることは、職場環境の改善にあたります。こうした配慮により、メンタルヘルス不調を予防することができます。

❷ストレス調査の結果と管理監督者の心構え

管理監督者にとって自分の部署のストレス調査の結果は、自分の職場運営の通信簿のようなもので、見たいような、しかしあまり見たくないような気分になるものです。しかし、ストレス調査の結果は、自分の部署で何が起きているかを把握するよい情報源ですから、できれば正しく情報を読み取り、的確に結果を解釈したいものです。

では、ストレス調査の結果の例を見ながら考えてみましょう。

○「仕事の量的負担の平均得点が高かった」場合

その部署は、他の部署に比べて仕事の量が多いようです。たとえば、この半年くらい注文が多く、忙しいことが慢性的に続いているせいかもしれません。あるいは、調査の折りにたまたま急な増産依頼がきていたことで、一時的に多忙だっただけかもしれません。いずれにしても、この部署での現在の業務の様子を見直して、負荷のかかっている人の負担を減らしたり、あまり重要でない業務を先延ばしにしたりすることで、業務量を減らせるかを考えてみます。ノー残業デーの水曜には、部下がきちんと定時で帰宅するかどうか確認することも1つの手かもしれません。

○「上司の支援が低い」という結果が出た場合

点数が高いほど、上司の支援が高いことを意味します。ストレス判定図を見ると、その部署では会社の平均と比べて1点くらい、全国平均と比べてもいくらか、上司の支援の点数が低くなっていました。管理監督者にとってこうした結果が出ると、自分の職場運営が下手だと言われているようで、嫌な気分になります。もしかしたら自分の性格が悪いとか、対人関係能力が低いと言われているようにも感じるかもしれません。

しかし、ここで大事なことは、上司の支援が低いという結果は、上司の性格や対人関係能力とは別の要因で起きている可能性があるということを、認識することです。上司の支援が低いという結果は、職場のレイアウトのせいで上司に相談しにくいという理由や上司が多忙すぎて席にいないという理由で起きてくることもあります。

実際、あるオフィスでは、事務机が過密に置かれているせいで、上司の席までの通路が狭く、相談に行きにくいために、上司の支援の得点が低くなっていました。上司の席までの通路を広くしたところ、上司の支援得点は改善しました。また、上司が2階に位置し、作業ラインが1階にある職場では、トラブルが起きても上司が顔を出さず、電話でだけ対応していたために、1階のライン作業者の不満がつのり、病気で休む人まで出てしまいました。しかし、上司の席を1階に移したところ、作業者の満足度が上がり、問題が解決しました。また、上司からの指示が部下全員にきちんと伝わらないために、上司の支援の得点が低くなっている場合もあります。

調査の結果に一喜一憂するのではなく、一歩ひいて結果を捉えて考え直してみてください。仕事の負担が多いという結果が出たのなら、それはなぜなのか、見直すチャンスです。たとえ、上司の支援の得点が低いという結果が出ても、そこには上司の性格や能力以外の問題、たとえばレイアウトの問題や職場の指示命令系統のつくり方が本当の原因になっている場合もある、こんなものの見方をできるようになっておくことが大事です。

❸具体的な進め方

では具体的に、どのように職場環境改善を行えばよいのでしょうか。

管理監督者による具体的な職場環境改善の進め方について、いくつかの例を見てみましょう。

次に紹介する事例では、作業場の環境そのものというよりも、そこでの不公平感がストレスの原因となっていたと考えられます。管理監督者が、その可能性に気づき、作業負担や職場環境を公平にすることで解決できました。

事例

実は不公平感がストレスの原因だった職場

ある会社の製造課では、何カ所かに分散した作業場のうち特定の部署の女性従業員が身体的な不調を訴えはじめ、診療所への離席や病気理由での年休が相次いだ。

この作業場に行くと、従業員が口々に「自分たちの作業場だけ古くて、暑い」、「係長は自分たちのところに1週間に1回も顔を出さない」と不満を訴えた。確かにこの作業場は古い建物の裏手にあり、冷房も効きにくく、他の作業場が近代的で快適であるのに比べて見劣りがする環境だった。

作業負担や職場環境などの不公平感がつのっていると考えた係長は、当面作業をローテーション化し、どの従業員もすべての作業場を2、3ヶ月ごとに経験するようにして、負担や処遇の公平化をはかった。

さらに予算がついたため、作業所を1箇所にまとめることができた。この結果、従業員の訴えや不調はなくなった。

この事例では、職場内の分散作業場、上司との連絡がつきにくい職場レイアウトに注目して意見聴取をしたことで、対策が浮かび上がりました。

事例

サブリーダーを配置して改善した職場

ある製造組み立て職場でのストレス調査の結果、従業員の抑うつ得点が高かったため、職場環境に対する対策を職場上司が中心となり、産業保健スタッフの協力のもとに計画した。この職場では、機械のトラブルが多い割に上司が多忙でなかなか相談に乗ることができないため、相対的に上司の支援が低くなっていた。

この問題に対して、この職場ではラインの小グループごとに権限と技術を持つサブリーダーを設置し、上司の機能を代行できることを提案し、実施した。

対策2年後には、対策をしなかった他の職場に比べて従業員の抑うつ得点の平均がより減少し、また、疾病で休む日数も減少し、対策の効果が確認された。

この事例のように、従業員の作業量と裁量権のバランスはとれているか、作業の指示が曖昧ではないか、従業員間で業務量に大きな格差はないか、作業の職場での指示や情報の流れをせき止める要因はないか、会合の頻度は十分か、情報が届きにくい従業員グループや、会合に参加できない従業員グループが職場内にいないかどうか、といったことを見直すことは、対策につなげる大事なポイントです。

4 従業員参加型の職場環境改善

❶従業員参加型のメリット

職場のメンバーができるだけ多く参加して、いろいろな立場や側面から職場環境を改善するためのアイディアを出し合い、それに基づいて管理監督者が職場環境改善を実施する方法を「従業員参加型の職場環境改善」と言います。

次の事例を見てください。

事例　職場メンバーが参加して職場環境を改善

ある事務系職場では、できるだけ多くの従業員に集まってもらい、自分たちの職場を働きやすい職場にするために、どんなことができるかについてグループに分かれて、議論してもらった。その結果、たくさんの職場環境改善のアイディアが提案され、管理監督者はこのアイディアから実行可能なものを選んで、実施した。

これらの職場のうち、職場のメンバーの半数以上参加して職場環境改善のアイディアを議論した職場では、部下の感じる上司の支援が向上し、ストレスが減るなど様々な調査結果が改善した。

従業員参加型は、管理監督者だけで考える場合と比べて、ストレスの軽減や従業員のメンタルヘルスの向上に、より効果があると考えられています。管理監督者だけで改善を考えると、管理監督者目線となり、職場のメンバーの本当のニーズとずれることもあります。また、従業員にはやらされ感も出てしまいます。この事例のように、管理監督者の想像ではなく、職場のメンバーのニーズを具体的に把握することができ、メンバーにも当事者意識を持って参加してもらうことができます。さらに、グループワークを通じて意見交換することで、メンバー間の相互理解が進み、チームワークや一体感が深まります。従業員参加型の場合、結果としての改善だけでなく、改善の計画を立てるプロセス自体がストレスの軽減になっている点が特徴であり、その良さと言えます。

事例 **パフォーマンスが向上した職場**

製造組み立て会社において従業員参加型の職場環境改善を実施した職場では、抑うつ、不安などの精神的訴えが減少し、従業員が自己評価した仕事のパフォーマンスが向上した。活動に投入した間接人件費（従業員などが対策に参加した時間の人件費）、講師料などかかった費用は従業員1人あたり1・5万円だが、活動の結果として増加した仕事のパフォーマンスは従業員1人あたり4・5万円と計算された。

この事例を見ると、従業員参加型の職場環境改善を行った結果、従業員の生産性が向上したことにより、1の投資に対して3倍の利益をもたらしていることがわかります。経営面から見ても、意義のある対策と言うことができるでしょう。

❷従業員参加型職場環境改善の進め方

では、これから、一般的な従業員参加型の職場環境改善をどのように進めていくかを説明します。次の事例を見てください。

事例

いきいき職場づくりのプランをつくるワークショップ

ある会社で、管理監督者からの提案をもとに、働きがいのあるコミュニケーションのよい、働きやすい「いきいきとした職場づくり」を目的とした参加型職場環境改善が実施された。管理監督者との打ち合わせの後、ある部門の従業員26人が全員参加して「いきいき職場づくり」ワークショップ（150分）が開催された。

産業医による「いきいき職場」についての講義の後、「職場環境改善のためのヒント集」に、いきいきとした職場づくりのチェックポイント6項目を加えた「いきいき職場づくりのためのアクションチェックリスト」を用いてグループ討議を行い、いきいき職場づくりのプランを発表した。

1．職場の全員ができるだけ一度に集まって議論する場をつくる

職場の全員ができるだけ一度に集まり、議論できる場をつくります。この場を、「職場環境改善ワークショップ」と言い、目的、実施主体、手順について説明します。

2．小グループで議論する

次に、5～8名の小グループに分かれて話し合い、改善のアイディアを提案します。グループ討議では、グループごとに進行役、記録役、発表役を選びます。次頁で紹介する職場環境改善のヒント集を参考にしながら改善の方法を話し合います。

進行役は、グループ討議を活性化し、議論が円滑に進むよう助言します。従業員にとって利害関係がなく、また公平な進行やとりまとめができる人がよいでしょう。最もよく見られるのは、産業医や保健師、心理職などの専門職の産業保健スタッフに、進行役をお願いすることです。こうした専門職に頼むことができない場合には、衛生管理者や人事担当者などに、公平な進行やとりまとめができるなら、サブリーダーのような人に依頼することもあります。

3．グループ討議の進め方のポイント

すでに実施されている「良い工夫」や改善事例を3つまであげてもらいます。良い事例を取り上げることで議論が活発になり、自由に意見が出るようになります。次に「これか

ら取り上げたい」改善を提案してもらい、グループで討議します。たくさん提案が出た場合には、優先順位が高いもの（緊急なもの、すぐに実施できるものなど）3つまで決めるようにします。この時、「職場環境改善のためのヒント集」（あるいはメンタルヘルスアクションチェックリスト）を活用するとよいでしょう（表3－8）。これは、国内の職場で実際に行われた職場環境等の改善対策を集めてまとめたもので、主として従業員参加型の職場環境改善のためのワークショップ（グループ討議）での活用を意図して作成されてい

表3-8　「職場環境改善のためのヒント集」（メンタルヘルスアクションチェックリスト）の項目一覧

A. 作業計画への参加と情報の共有	B. 勤務時間と作業編成	C. 円滑な作業手順	D. 作業場環境	E. 職場内の相互支援	F. 安心できる職場のしくみ
1. 作業の日程作成に参加する	6. 残業の恒常化をなくす	11. 物品の取り扱い方法を改善する	16. 温熱、視、音環境を快適にする	21. 上司に相談しやすい環境づくり	26. 相談できる窓口を設置する
2. 少人数単位の裁量範囲を増やす	7. 繁忙期の作業方法を改善する	12. 作業場所を仕事しやすくする	17. 有害環境源を隔離する	22. 同僚と相談しやすい環境づくり	27. セルフケアについて学ぶ
3. 過大な作業量があれば見直す	8. 休日が十分取れるようにする	13. 指示や表示をわかりやすくする	18. 職場の受動喫煙を防止する	23. チームワークづくりを進める	28. 将来の見通しについて周知する
4. 作業を達成感あるものにする	9. 勤務時間制、交代制を改善する	14. 反復・過密・単調作業を改善する	19. 衛生設備と休養設備を改善する	24. 適切な評価を受けられるように	29. 昇進・昇格の機会を明確化する
5. 必要な情報が伝わるようにする	10. 生活にあわせて勤務調整する	15. 作業ミス防止策を多面に講じる	20. 緊急時対応の手順を改善する	25. 職場間の相互支援を推進する	30. 緊急の心のケア体制をつくる

ます。A〜Fの6領域30項目で構成され、自分の職場に合った対策を選ぶことができます。

4．全体発表会

ＯＨＰやプロジェクターなどを使って、グループごとに検討結果の概要と、良い改善事例、改善提案をそれぞれ3つまでを発表してもらいます。発表後には、討議の時間を短時間設定し、他のグループからの質問を受けます。すべてのグループの発表が終わったら、管理監督者を中心に、優先的に実施する改善提案をその場でまとめ、それぞれの対策の担当者を指名することで進捗を管理させます。

その場で優先的に実施する改善提案や担当者が決まらない場合には、何人かでワーキンググループをつくり、後日詳細を検討して、報告してもらうようにするとよいでしょう。

❸管理監督者の役割

管理監督者は、原則としてグループワークには参加しません。グループワーク後の全体発表会から参加し、それぞれの発表と提案に対して建設的なコメントを述べます。提案の中から良いものを選んで具体化し、計画にします。その上で担当者を決めて実施を指示するという、現実的に動き出すための役割を発揮します。

従業員参加型が成功するかどうかは、管理監督者の言動が鍵を握っています。たとえば、従業員から出されるアイディアは、実現不可能だったり、的外れだったりすることもありますが、これまでの事例では、半数以上の提案が管理監督者に採用された場合に効果がはっきりと見られています。いろいろと出された提案のうち、少なくとも半数は実施するよう努力しましょう。困難な提案は却下してもかまいませんが、理由を述べて却下することが大事です。

すぐに理由が思いつかない場合には、長期的に検討するとして、従業員にグループワークが無駄なことであったような気持ちにさせないようにしましょう。参考までに、表3－9に全体発表会の場で管理監督者が言わないほうがよいNGワードと、望ましい言い方をご紹介します。ポイントは、否定するのではなく肯定すること、自分たちの問題として意識してもらうようにすることです。

表3-9　NGワード　望ましい言い方

NGワード	望ましい言い方
「これはオレが前から言っていたことじゃないか」	「みんなもオレと同じ考えでいてくれてうれしいよ」
「これは実行が無理だな」	「○○の理由ですぐには無理だな。長期的に検討することにしよう」
「曖昧でよくわからない」	「もう少し詰めたほうがいいので代表を選んで、1週間くらいで具体的に検討してもらおう」
「オレにこれをしろっていうのか」（対策案に、上司には席にいてほしいなど上司にこうしてほしいという希望があがった時など）	「上司にこうしてほしいなら自分たちはどう動けばいいと思う?」（職場全体でのしくみや対策であったことを従業員に思い出させる）

❹職場環境改善の対策実施後

職場環境改善の対策が決まったら、それが実行されているかどうか、その後の進捗を忘れずに確認します。

また、簡易ストレス調査票などを利用して、対策実施前後で職場のストレス状態が変化したかどうかを、数値的に把握することができればさらによいと思います。従業員参加型の職場環境改善は、慣れないうちは敷居が高く感じます。「従業員が発言するだろうか」と心配になるかもしれませんが、実施してみるとよく意見が出ることが多く、職場環境の改善だけでなく、「皆、同じ問題を感じていたんだね」と従業員同士の相互理解や連携が強まるという面でも効果があります。

また、個人攻撃にならないだろうか、費用のかかる改善プランばかり出てしまうのではないか、上司と部下との対立になってしまわないだろうか、という心配もあるかもしれませんが、個人攻撃ではなく皆で職場環境を改善する工夫を考える場であるという趣旨をきちんと説明しておくことで、解消できるでしょう。

費用面についても、できるだけ、すぐできる低コストの対策に注目してほしいということを説明しておくことで、対応できます。

5　人事労務担当者が行う職場環境改善の計画的推進

職場環境の改善は、衛生委員会などを中心に、産業保健スタッフからの助言を得ながら、事業場全体として計画的に進めていくことが効果的であるとも考えられています。この部分は、人事労務担当者の役割です。人事労務担当者は、各部署の管理監督者に職場環境改善のメリットを説明し、協力を得て、職場環境改善を計画的に進めて行くことが期待されます。手順は、以下のようになります。

❶ステップ1　職場環境などの改善のための組織づくり

職場環境の改善は、事業場の施策として進められることが望ましいので、関係者による推進委員会、あるいはワーキンググループをつくります。すでにある衛生委員会が利用できるのなら、衛生委員会がリードしてもよいでしょう。新たに推進委員会をつくる場合、人事労務担当者や管理監督者だけでなく、産業医や衛生管理者などの産業保健スタッフや従業員の代表にも参加してもらうと効果的に進めることができます。

推進委員会設置の目的と構成については、事業者の了承を得ておきましょう。職場環境の改善の目的、方針、体制については、社内での合意が必要です。継続可能で実効的な取り組みとするためには、経営方針や健康管理方針に一致した活動・施策として位置づけ、目的を明記し、体制を組み、事業場トップによる意思表明のもと、職場環境改善の目的や方針に関する文書を作成します。

❷ステップ2　職場環境の評価

職場ごとのストレス要因の現状を知る必要があります。ストレス調査の結果を職場単位で集計したものを参考にできるので、すでに紹介した「仕事のストレス判定図」を使って、ストレスを数値化してみてください。また、管理監督者による日常的な観察や産業保健スタッフによる従業員からの聞き取り、職場巡視の結果なども手がかりとなります。

❸ステップ3　職場環境等の改善計画の立案

管理監督者や従業員が一緒になって、職場の改善計画を検討します。この方法は先にも述べた従業員参加型です（137頁）。改善計画を立てるにあたり、心身の負担に関連する職場環境や労働条件に幅広く目を配って検討します。職場の状況・タイミング・資源を考慮して具体的な改善策を検討するとよいでしょう。

個人や職場の状況に見合ったタイミングで実施できるように、活動の開始、グループ討議、発表会、事後評価などのスケジュールも、管理監督者と相談し設定します。

❹ステップ4　対策の実施とフォローアップ

計画ができたら実施に入ります。計画どおりに実行されているか、実施上の問題は起きていないかなどを定期的に確認します。職場環境改善の実施は作業量を増加させ、かえって従業員にとって負担になるのではと心配する声もあるので、こうした側面も含めて円滑に推進されているかを確認します。計画・実施・評価・見直しというサイクルに組み込み、継続的に実施できるようにし、継続のためにも中間報告の提出を求めることや期間を設定して実施状況や成果を確認していくことが必要です。

また、初めから完璧な成果を求めるのではなく、段階的に進め、必ずフォローアップをします。期間は職場の状況に合わせますが、3－6ヶ月が推奨されています。フォローアップの結果に基づき、良好な取り組みは表彰するなどして、次の対策に取り組む上でのモチベーションとします。

❺ステップ5　改善の効果評価

実施後は、その効果を評価する事後評価を行います。

事後評価には2種類があり、いずれも重要です。プロセス評価は、対策が計画どおり実施されたか、計画どおり実施されていなければ何が障害になったかを参加者数や参加者への聞き取りによって評価します。アウトカム評価は、目的となる指標が改善したかどうかの評価です。これらの結果をもとに次年度に向けて計画を改善し、より良い対策につなげます。

05 予防のためのストレスマネジメント

ここで学ぶこと

- ストレスマネジメントとはどういうものか
- ストレスマネジメントに役立つ代表的な3つの方法を知る

ストレスは、日常的にどんな人でも受けるものですが、どのように対処し、どのように付き合っていくかを考えることを、ストレスマネジメントと呼びます。

ここでは、次の3つを紹介します。

1 認知行動療法に基づいたストレスマネジメント

ストレスの考え方では、ストレス要因があってストレス反応が起きますが、対処方法によってはストレス反応を減らすことができます。急に仕事量が増えて負担に感じても、これは自分にとって成長する良い機会だと考えることができれば、ゆううつや不安はあまり起きず、むしろやる気が出てくることでしょう。あるいは増えた仕事量に対して、どのように処理すればよいのか対処を工夫できれば、落ち着いて仕事をすることができるはずです。こうした考え方の工夫や対処の工夫を、自分で見つけていく方法を学ぶのが、認知行動療法の考え方に基づいたストレスマネジメントです。

❶認知行動療法とは

認知行動療法は、もともとうつ病の心理療法などの治療法として研究されたので、「療法」という名前がついています。しかし、認知行動療法の研究から導き出された、出来事に対してどのように考えるか（認知）、どのように対処するか（行動）という心理学の理論は、健康な人でも当てはまるものです。そのため病気の治療だけでなく、健康な人のストレスマネジメントにも役立つものになっています。

❷認知行動療法によるストレスマネジメント研修

1．心のしくみを理解する

まず、心のしくみについて理解することから勉強します。ポイントは、出来事によって引き起こされた、考え、気持ち、行動、体の状態が、それぞれお互いに影響し合っているということです。たとえば、1週間後にお客さん向けのプレゼンを控え、うまくいかなかったらどうしようと考えるとします。すると不安になってきます。不安になるので、夜遅くまで準備をします。でも不安なので自宅でも十分眠れません。この一連の過程は、ある出来事から、考え、気持ち、行動、体に一連の変化が起きてくる例です。一方、夜遅くまで準備をして疲れることや十分眠れないことが、不安をより強くするかもしれません。不安が強くなると、うまくいかなかったらどうしようという考えがさらに強くなるかもしれません。そうするとさらに夜遅くまで準備をしたり、さらに眠れなくなったりするかもしれません。

ある出来事をきっかけとして、考え、気持ち、行動、体が相互に影響し合うことを理解すること、特にこの場合のように悪循環に入ってしまうと、ストレスから抜け出せなくなって、心の健康に大きな影響が起きてしまう可能性が高くなることを理解します。

2. 悪循環をどう断ち切るか

次に、考え、気持ち、行動、体の悪循環をどうやったら断ち切れるか考えます。考え、つまり思考に焦点を当てて悪循環を解決しようとする方法は、認知再構成法と呼ばれています。ちょっと難しそうですが、たとえば休憩しているあなたのそばを同期が声もかけずに通りすぎて行った時、「無視された」と思うのと「ああ、彼も忙しいのだな」と思うのとではずいぶん違うと思います。ある出来事を、どう捉えるかという考え方を工夫することで、自分のストレスをマネジメントできるようになるわけです。

もう1つの例を考えてみましょう。朝出勤してきたら、上司が不機嫌な顔をしています。不機嫌な顔をしているのはもしかして、昨日の課の飲み会で上司に失礼なことを言ってしまったからではと考えると、どうなるでしょう。気分は不安になり、行動としてはこの上司と顔を合わせないようし、体は心臓がどきどきしたり、強い疲れを感じてしまうかもしれません。ここで、この考え方に何か工夫ができないか検討してみましょう。上司の不機嫌な顔の理由として失礼なことを言ったからと考えましたが、他にも理由がないかを考え、書き出してみます。たとえば、朝自宅を出る時に、上司が奥さんとけんかしたのかもしれません。昨晩、ひいきの野球チームが負けたのかもしれません。あるいは上司はこれから経営会議に出て、業績不振の説明をしなくてはいけないのかもしれません。改めて、書き出してみると、いろいろな可能性があることに気づきます。これらのうち、どれに一番説得力があり、どれに一番根拠がありそうでしょうか。

昨晩、あなたと上司は和気藹々として飲み会を一緒に楽しみました。上司から期待されている業務はきちんとこなしているので、飲み会での態度のせいで、一晩にして上司が厳しい態度をとることはなさそうです。そう考えれば、不機嫌な理由は他の理由のように思えます。このように考え方の幅を広げて、どの考え方が一番ありそうかと見直すことで、合理的で現実的な考え方をすることが、考え方の工夫（認知の再構成とも言います）です。合理的で現実的な考え方をすることができれば、あなたの不安や行動、体の状態も変化するはずです。

たとえば、上司が経営会議に出て業績不振の説明をすることが一番ありそうな理由であれば気分は上司への同情に変わるでしょうし、むしろ上司を応援しに話しかけに行くかもしれません。心臓がどきどきしたり、強い疲れを感じたりすることもなくなることでしょう。これが考え方の工夫によるストレスマネジメントです。

なお、ある出来事に対して、いろいろな可能性についての考えを書き出して、自分の気持ち、行動、体の状態がどう変わるかを整理する時には、カラム法と呼ばれる用紙を使います。表3−10に5カラム法を使ってこの事例を整理してみました。おもしろいことに、人間は、自分の頭の中だけで自分の考えを整理することが苦手です。紙に書き出して整理するというのは、認知行動療法の考え方

表3-10　5カラム法を使った整理

状況	朝、上司の機嫌が悪かった		
考え	昨日の飲み会で自分が失礼なことをした	**[別の考え方]** 上司のひいきの野球チームが昨晩の試合で負けた	**[別の考え方]** 上司はこれから経営会議で業績不振の説明をする
気分	不安、罪悪感、ゆううつ	特になし	上司への同情
行動	上司と顔を合わせないようにする	特になし	上司に声をかけ応援する
体	心臓がどきどき、疲労	特になし	特になし

に基づいたストレスマネジメント法を実施する時の基本的な方法です。

3. ネガティブな自動思考の罠

悪循環が続いて脳が疲労してくると、考え方がネガティブになってきます。どうせうまくいかない、自分はいつも失敗する、このまま良くなることはない、などの極端な考え方が自動的に起きるようになり、自分ではなかなかその状態から抜け出せなくなります。これを自動思考と呼んでいます。ネガティブな自動思考には、いくつかのタイプがあります。

○根拠希薄なまま思い込むタイプ

「たいていそうに違いない」と思い込み、上司の機嫌の悪いのは「たいてい自分のせい」と考えて、他の可能性を考えません。

○全か無かタイプ

「完全にできなかったら失敗だ」と考えます。上司の機嫌が悪いのは、自分は上司を完璧にご機嫌にできなかったのだから失敗だと判断してしまいます。

○否定的な面に注目し、良い面を見落とすタイプ

「大事なことはいつもうまくいかない」と考えます。上司に、自分の業務報告をしようとする、この大事な時に上司の機嫌が悪いのは、いつもの自分のパターンだ、これからもうまくいかないだろうと思い込んでしまいます。

○すべて自分の責任と考えるタイプ

「自分がああしていれば良かったんだ」と考えます。昨日の飲み会や朝上司と会った時に、自分がご機嫌をとれるような会話ができていれば、他にどんなことが起きようと上司の機嫌も良かったはずなのに、すべて自分のせいだと考えます。

○気分から結果を判断するタイプ

「自分がゆううつなのだから、これは失敗に違いない」と考えます。つまり、自分が不安なのだから、上司の機嫌が悪いのは、自分のせいだと思い込んでしまいます。

これらは明らかに極端な考え方ですが、本人自身はその考え方が当たり前と思ってしまいます。こうしたネガティブな自動思考に気づくことが、心の健康のために大事です。ネガティブな自動思考には、たいてい「絶対」「いつも」「ずっと」という言葉がついています。「絶対自分が悪い」「いつも自分が失敗する」「今回もだ」あるいは「自分が失敗するのは、どんな時にもずっと続く」というような考え方をしている場合には、注意が必要です。また、ネガティブな自動思考は、別のネガティブな考えをどんどん生み出すという特徴があります。いつも自分は失敗する、だから自分はこの職場には不要な人間だ、自分は人間としてダメだ、というような激しい連鎖反応が起きている場合には要注意です。この状況では他の考えができなくなるので、良かったところもあるはずとか、これまでに良かった時があったはずといったポジティブな面が見えなくなり、逆にネガティブなことが起こる可能性ばかりを考え、最悪な事態が起きるのを心配します。

大事なことは、ネガティブな考えが浮かんだ時、それに気づくことです。悪循環に陥っていないか確認するために、それ以外のいろいろな可能性についての考えを書き出し、自分の気持ち、行動、体の状態がどう変わるかを整理してみましょう。考え方のバリエーションを増やすことで柔軟性を高め、バランスの良い、合理的な考え方を見つけることができるようになることが、認知行動療法によるストレスマネジメント研修の目標です。

2　リラクセーション法

リラクセーション法は、体のリラックスを通じて心理的な緊張を軽減しようとする技術です。簡便で、講習テキストが容易に入手でき、ビデオなどの研修教材もそろっている点で実施しやすいため、従業員向けのストレス教育に広く利用されています。ここでは、リラクセーション法のうち代表的な呼吸法について紹介します。ストレスがある状態では、呼吸は浅くて速くなりがちです。一方、リラックスした状態では、深くてゆったりとしています。そこで、深くてゆったりとした呼吸をすることで、脳に錯覚を起こさせ、ストレスがある状態からリラックスした状態に変化させようというのが原理です。

まず、腹式呼吸法を学びます。腹式呼吸法では、下腹部を膨らませたり、へこませたりして呼吸します。この時に、体の力をできるだけ抜いて、口からゆっくりと、時間をかけて息を吐いていきます。息を吐くと同時に、下腹部をへこませていき、十分に息を吐き出したら、次は息を吸います。鼻から息を吸いながら、ゆっくりと下腹部を膨らませます。腹式呼吸では、息を吐く時が大事です。この時にリラックスが進むように、吐く息に注意を向けながらゆっくりと息を吐くようにし、体もリラックスさせるようにします。たとえば、右腕から始めて、右腕の指の先まで力を抜いた状態にしながら、息を吐き出します。心の中で「右腕が重い」などの言葉を唱えることもあります。右腕の脱力を感じながら、数回呼吸を行います。次いで、左腕、右足、左足、両肩、体幹という順に、全身をリラックスさせながら腹式呼吸を続けます。10－15分かけて腹式呼吸法と体のリラックスを続けることで、体だけでなく気持ちもリラックスし、不安や緊張から抜け出すことができます。

リラクセーション法は、すぐにコツのつかめる人がいる一方で、そもそも当初からこうした方法を好まない人もいます。さらに1回のみの研修会では修得は困難であり、継続して練習し、修得できるようなプログラムが必要です。リラクセーション法にも、筋肉のリラックス（筋弛緩）やイメージをより活用するようないくつか異なった方法があります。いろいろな方法を試して、自分に合うかどうか確認してみるのも効果的と思われます。

3　生活習慣

ストレスに強い生活習慣を身につけることも、良いストレスマネジメントになります。

❶身体活動

身体活動とは安静にしている状態よりもエネルギーを使う活動の総称で、ジョギングなどの体力の維持・向上を目的にした運動と通勤、買い物といった生活上の活動を含んでいます。定期的な運動は、週に1回でもストレスを弱める効果があることがわかっており、ゆううつな気分を改善することにも効果があります。運動の種類によるストレス軽減効果の違いは、はっきりしていません。散歩やジョギングなどの有酸素運動、テニスや野球などの誰かと一緒に行う運動のどれも、ストレス軽減には効果があります。運動の効果は、運動することによりストレスの原因（たとえば仕事）から距離を置くことができるようになること、身体活動により体が健康な状態になること、また運動を通じて、他人との交流が盛んになることにより、ストレスが軽減されると考えられます。

❷睡眠

質の良い睡眠もストレスを軽減する生活習慣として注目されています。睡眠時間としては6～7時間以上を確保することが良いとされていますが、それよりも睡眠の質、つまりぐっすり眠れたかどうかのほうが大事だという意見が多く見られます。

質の良い睡眠の確保の方法としては、①睡眠の環境づくり、②良い睡眠に影響する生活習慣、③睡眠の取り方があげられています。睡眠の環境づくりでは、寝室や寝床の中の温度や湿度を季節に応じて、心地良いと感じられるように調整すること、就寝前や就寝時の寝室の照明が明るすぎないようにすること、屋内や屋外の音が睡眠を妨げないようにすることがあげられます。寝る前にリラックスできるように、ぬるめのお湯でゆったり入浴したり、リラクセーション法を寝床の中で行ったりすることで、リラックスすることも睡眠のための環境づくりです。

睡眠に影響する生活習慣としては、寝酒や喫煙、カフェインの摂取があげられます。これらの嗜好品の摂取は、睡眠を浅くしたり、寝つきを悪くしたりするので、就寝前には避けるようにします。一方、日中の運動は、睡眠の質を向上させます。最後に、眠たくないのに無理に眠ろうとすると、かえって緊張を高め、眠れなくなってしまうことが知られているため、眠たくなってから寝床に入るようにすることが勧められています。しかしこの場合でも、起床時間は一定にすることで、夜更かし朝寝型にならないように注意します。

❸たばこ、アルコール、ギャンブル

たばこ、アルコール、ギャンブルは、ストレス解消には効果がありません。

1. たばこ

たばこを吸う人はニコチン切れのためにイライラしたり、ゆううつになったりするため、ニコチンを補充してこれらの症状を抑えるために繰り返しているだけでストレス解消になっているわけではありません。ある調査では、たばこを吸っている人はストレスをためやすいことが報告されています。少し努力は必要ですが、たばこを止めた場合のほうがゆううつや不安が減ることも報告されています。

2. アルコール

アルコールもしばしばストレス解消法としてあげられます。

適量のアルコールは、確かにストレスの軽減に効果があるようですが、いくつか注意事項があります。まず、体質的にアルコールが向かない人がいます。日本では44％の人が、この体質です。アルコールは血液中でアセトアルデヒドという毒性物質に変化します。このアセトアルデヒドがアルコールを飲んだ時に顔を赤くしたり、頭痛を起こしたり、悪酔いさせたりします。先の44％の人は、このアセトアルデヒドを分解するＡＬＤＨ２という名前の酵素が不活性なので、アルコールを飲むと調子が悪くなります。こうした人はアルコールを無理に飲まないほうが無難です。次に、ある調査によると、気分がゆううつな状態でアルコールを毎日飲むと、ゆううつが慢性的に持続しやすくなることが報告されています。アルコールが飲める人であっても、強いストレス下での飲酒は、かえってストレスを長期化させてしまう可能性があります。最後に、アルコールを1人でお店に飲みに行く人がいますが、自宅外での1人飲みをする人は、アルコール依存症になりやすいと言われていますので、注意が必要です。

ストレス解消法のためには、みんなで明るく、自分の体質を考えて無理のない量飲むことが大事です。

3．ギャンブル

これまでの調査によれば、パチンコ、競輪、競馬などのギャンブルは、これまでの調査によればストレス解消には役だっていません。むしろギャンブルをストレス解消法に選んだ人は、ストレスが高い傾向にありました。

最近ではギャンブル依存症の人も相当数いることが報告されるようになりました。ストレス解消を理由に、錯覚でギャンブル依存症に陥らないように気をつけなくてはいけません。

06 ポストコロナの新しい働き方をめぐる対応

ここで学ぶこと

- コロナ禍のような危機的状況での対応のポイントを知る
- テレワークではコミュニケーションの活性化と相談体制の整備が必要

1 事業者や管理監督者の対応に関する7つのポイント

新型コロナウイルス感染症の流行（コロナ禍）は働く人のメンタルヘルスに大きな影響を与えました。コロナ禍のような状況では、事業者や管理監督者の方針や対応が従業員のメンタルヘルスを左右します。

特に急速に取り入れられることになった、新たな働き方としてのテレワークでは、オンラインツールなどを使った連絡だけでは、職場のメンバー間でのコミュニケーションが不足してしまうことがあります。特に、異動してきた人や新入社員など、対面で会ったことがなく、お互いの理解や信頼関係ができていない場合には、コミュニケーションがうまくとれないことが多く、メンタルヘルス不調になってしまう場合があります。新たに職場に配属された人には十分なオリエンテーションを行ったり、すでに職場にいるメンバーでもふとした疑問などを相談できる機会を、上司が意識して設けるようにしましょう。

事例 異動先の職場でのテレワークで不調になったIさん（30歳）

Ｉさんの会社では、コロナ禍をきっかけに、ほとんどの業務がテレワークになっている。Ｉさんはこの春に、別の職場に異動になったがテレワークなので、新しい上司とも、同僚とも直接顔を合わせて話すことはない。オンラインでの会議で指示をもらったり、相談はできるので問題はないはずだが、仕事をするうちに困ることが起きてきた。Ｉさんは職場の役割分担や人間関係がよくわからないので、やみくもに依頼したり、質問をしたりして、冷たくあしらわれたり、誰か他をあたるように言われることが続くようになった。上司も忙しそうなので、メンバーの関係について、いろいろ尋ねることも気が引けてしまう。

こうしたことが何ヶ月も続くうちに、Ｉさんは、職場の同僚が自分にわざと冷たくあたっているのではないかと勘ぐるようになってしまった。Ｉさんはうつ状態になり、病院を受診して会社を休むことになった。

コロナ禍を例に、こうした状況での事業者や管理監督者の対応について、次のような7つのポイントにまとめたので紹介します。

❶事業者・管理監督者がリーダーシップを発揮する
❷感染対策を含め職場環境を整備する
❸労働時間や業務量を管理する
❹職場の支援を減らさない
❺ワークライフバランスを支援する
❻ハラスメントを防止する
❼メンタルヘルス不調への気づきと相談対応

❶事業者・管理監督者がリーダーシップを発揮する

1. 情報提供やメッセージの発信

管理監督者がリーダーシップをとり、部下に対して情報提供したり、メッセージを発信したりすることが、部下のメンタルヘルスに良い影響を与えると考えられます。たとえば、新型コロナウイルス感染症の状況についての情報や、現在の事業場の方針や現状を定期的に伝えることは、従業員の不安を和らげることでしょう。

2.テレワークができない業務に従事する従業員への配慮

またコロナ禍では、テレワークができない部門の従業員が不公平感を訴えることが問題になりました。こうした部門の従業員は、出社しないとできない重要な役割を果たしていることを事業場や管理監督者がきちんと評価することが必要です。また、できる範囲で出社時の感染防止対策を行うなど、配慮を目に見える形で行うことも良いことです。

❷感染対策を含め職場環境を整備する

新型コロナウイルスへの感染対策のための職場環境の整備を行うことが、従業員のメンタルヘルスを改善し、生産性を向上させるという研究があります。職場環境の整備としては、次のようなものがあります。

- 物理的な環境の整備（アクリル板パーテーションの追加、換気の改善など）
- 柔軟な勤務時間（混雑時を避けた通勤など）
- 感染時の事業場としての対応やその場合の処遇などに関する情報の提供

この他、従業員の意見や希望を聴いて対策を追加したり、感染への不安について個別に話を聞く機会を設けることも大事なことです。

❸労働時間や業務量を管理する

1. 業務負荷が増加している社員がいないか注意する

新型コロナウイルス感染症拡大防止のために、業務の内容や方法が変わったことで、特定の従業員で労働時間が長くなったり、業務量が増えたりしていないか注意しましょう。

2. 労働時間の管理を徹底する

テレワークの場合、労働時間の管理が曖昧になりがちです。勤務時間の報告と記録、休憩時間の付与、深夜など勤務時間外には上司は指示をしないなどの対応をきちんと行うことが大事です。

❹職場の支援を減らさない

コロナ禍のような場合、感染防止対策（時差出勤、ビデオ会議、飲み会自粛など）やテレワークのために、職場のコミュニケーションが低下しやすくなります。職場の支援を減らさない工夫が必要です。対策としては、上司と部下との1対1の面談の機会を増やすことが行われています。これ以外にも、次のようなことなどが、ヒントとしてあげられます。

- チームメンバー全員での打ち合わせの機会を定期的に設けること
- 雑談を大事にすること
- 上司から積極的に「この前の仕事良かったよ」「ありがとう」などのポジティブな声かけをすること

○オンライン会議では話しやすい雰囲気づくりのために上司は映像オンで、うなずいたり、ジェスチャーを増やしたりすること

○部下へのフィードバックや質問への回答は速やかに行うこと

❺ワークライフバランスを支援する

1．自宅にいることが増えることの課題

仕事とプライベートの気持ちが切り替えにくい、子供、家族がいる状況での仕事がしにくく感じることがあげられています。上司として、仕事外の生活まで指示をしたり、部下の生活に意見を言ったりするのは控えるべきですが、「こうしたことが起きるのは自然なことなので理解している」と本人に伝えることは、部下の気持ちを楽にします。

2．上司としての支援の工夫

テレワークでスケジュール管理するのが苦手な従業員もいます。スケジュール管理が苦手な人の場合、定期的な報告をすることを業務の一部に組み込むことも考えられます。

在宅で家族との関係に悩んでいる場合には、家族と相談して一日の勤務スケジュールを立てるように助言してはどうでしょうか。ただし、上司として部下のプライベートに立ち入って指示をすることは行き過ぎととられる場合もありますので、あくまで助言にとどめることが大事です。

もし、部下から助言を求められたら、必要に応じて次のような「アドバイス」をすることもよいでしょう。

- 家族と一緒に1日の時間割を決め、仕事と休憩をしっかりと区切りながら仕事をする
- 在宅であっても、仕事着に着替えるなど「仕事モード」に切り替える
- 勤務終了時には仕事道具を片付け、気持ちの面でも仕事から離れる
- 勤務終了後は、何か気になったとしても再び仕事に戻らないようにする

❻ハラスメントを防止する

コロナ禍では、社会全体で新型コロナウイルス感染症と関連した偏見・差別が問題になりました。感染者や濃厚接触者の個人情報の流出や、原因の追及、デマやうわさの拡散はやってはいけないことです。管理監督者は自身の言動に注意し、また部下の言動にも必要があれば注意をします。

❼メンタルヘルス不調への気づきと相談対応

コロナ禍のような状況下でも、メンタルヘルス不調への気づきと相談対応が大事なことであるのは、変わりません。テレワークのような場合、どんなところに気をつければよいのでしょうか。

次の事例を見てください。

事例

髪型や服装が乱れてきたテレワーク中のＪさん（28歳）

Ｊさんの職場では、全員が週3回テレワークで仕事をしている。

Ｊさんは、職場で一番若く、上司とはオンラインツールで打ち合わせをして業務を進めている。

実は、上司は最近のＪさんの様子が気になっている。それは、Ｊさんが以前はオンラインツールでの打ち合わせの時でも、髪型や服装がきちんとしていたが、ここ数回は、髪がぼさぼさだったり、寝間着のような服を着ていたりするからだ。さらに、つい最近では、オンラインでの打ち合わせの時もビデオをオフにしてしまっていた。

上司も、初めは、テレワークで回りを気にしなくなっただけなのかと思っていたが、しだいに朝の業務開始のメール連絡が遅れがちになったり、業務報告にもミスが目立ったりするようになってきた。上司は、ビデオをオンにして1対1で相談するか、あるいは出勤時にスケジュールを合わせて相談することを本人に提案しようと考えている。

部下の「変化」に気づくポイントとしては、次のようなものがあります（第3章「心の

健康を保つための活動」「1メンタルヘルス不調への気づきと相談対応」参照）

- 勤怠の変化（遅刻する、休みが増えるなど）
- 業務の変化（仕事のミスが増える、予定どおりに仕事が終わらないなど）
- 様子の変化（表情が暗い、口数が減るなど）

テレワークでは、様子の変化に気づくことが難しい場合もあります。勤怠の変化、業務の変化に注意して部下の変化に気づくようにしましょう。

2　テレワークでの支援

❶テレワークの課題

コロナ禍では、テレワークという新しい働き方をする従業員のメンタルヘルスをどう支援するかも課題になりました。厚生労働省「テレワークの適切な導入及び実施の推進のためのガイドライン」（2021年3月）では、テレワークでは従業員が上司等とコミュニケーションをとりにくい、上司等が部下の心身の変調に気づきにくい場合が多いとして、従業員とのコミュニケーションの活性化と相談ができる体制の整備が望ましいとしています。

管理監督者としては、テレワーク中の部下とのコミュニケーションが良くなるように工夫すること、部下のメンタルヘルス不調に気づいて対応することが大事な役割になります。

人事労務担当者としては、テレワーク時のコミュニケーションや相談対応のための管理監督者向けの教育研修、テレワーク従業員への相談窓口やセルフケアの情報提供などを、事業場の心の健康づくり計画に含めましょう。

❷テレワーク職場でのコミュニケーションの工夫

1．会議や面談の方法

テレワークでは、連絡や会議の決定内容を勘違いする、業務の進捗状況が見えない、ちょっとした相談ができにくいなどの問題が起きる可能性があります。また職場のメンバー同士の1対1の連絡だけでは、職場全体での意思統一や一体感が生まれにくく、仕事の効率が低下したり、場合によってはメンタルヘルス不調を招いたりすることもあります。職場のメンバー全員が参加したオンライン会議を行って、上司からの指示を全員に行ったり、進捗状況や課題について報告や相談をする場を設けることで、職場のメンバーの相互の支え合いを高め、仕事の効率を高めたり、ストレスを減らすことができます。

事例　チーム全員でのオンライン会議で元気になったテレワーク職場

あるチームは、全員がテレワークで仕事をしている。上司とチームメンバー、あるいはチームメンバー同士でオンラインの会議をして業務を進めていたが、チームメンバーの仕事のゴールや方法についての理解が少しずつずれることが起きはじめた。

これに気づいた上司は、週に1回、チーム全員でのオンライン会議を30分ほど行うことにした。オンライン会議には全員が顔出しして参加することにし、上司はチームの仕事の状況について情報を提供し、また各グループのリーダーから進捗状況や問題点を報告してもらうことにした。チーム全員が同じ情報を共有することで、誤解やすれ違いが減って、仕事が効率的に進むようになった。

それだけでなく、チームメンバーの人間関係が良くなって、職場が明るくなったように感じる。上司は、チーム全員でのオンライン会議を続けていこうと思っている。

2. オンラインツールでの対応

オンライン会議ツールなどを使った部下との連絡では、上司から積極的にコミュニケーションをとることが大事です。このための工夫として次のような点が参考になります。

- 上司から指示は明確にするようにします。また、必ずその後フォローアップして部下の理解を確認するようにします。
- 上司から部下に、「この前の仕事良かったよ」「ありがとう」「お疲れさま」などのポジティブな声かけをはっきりとする。

- 話しやすい雰囲気づくりのために、上司はビデオをオンにして、うなずき、ジェスチャーを意識的に増やす。
- 雑談も大事なコミュニケーションと考え、仕事の打ち合わせのあと5分だけ「何か雑談はないかな」と、部下が雑談できる時間を設ける。

しかし、オンラインツールでの相談が向かない場合もあります。オンラインでの相談では不十分に感じる場合には、対面での相談も交えて行っていくとよいでしょう。

3.テレワーク下で特にコミュニケーションに配慮すべき従業員

事例で紹介したように、新入社員や異動してきた人では、業務や職場の人間関係に慣れる間もなくテレワークを開始してしまうために、うまく職場になじめず、メンタルヘルス不調になってしまう場合もあります。仕事の目標や方法、職場の基本ルール、チームや従業員の業務分担や関係について説明する機会を設けておくことがよいでしょう。

また、一人暮らしや単身赴任などでテレワーク中の従業員は、人との日常的な会話や交流の絶対量が減ってしまっている場合もあります。これらの従業員には、上司から声かけして、雑談などの会話をする、他の部下に頼んで定期的に連絡してもらうなど、コミュニケーションが一定以上に確保されるように配慮するようにしましょう。

第 4 章

職場のメンタルヘルス対策の計画的推進

01 職場のメンタルヘルス指針の概要

ここで学ぶこと

- 職場のメンタルヘルス指針とは何か

職場のメンタルヘルス対策は、誰か1人の力でできるものではなく、従業員から専門家までの様々な関係者の連携と協力で、初めて円滑に進みます。そのためには、関係者の間で職場のメンタルヘルス対策の体制や役割分担、さらに計画に関する共通理解が必要です。

厚生労働省が出している「労働者の心の健康の保持増進に関する指針」（職場のメンタルヘルス指針）は、労働者の心の健康の保持増進のための措置（以下メンタルヘルスケア）が、適切かつ有効に実施されるように、原則的な実施方法について定めたものです。

1 指針に示されたメンタルヘルス対策の考え方

指針では、労働者自身がストレスに気づき、対処することの必要性を認識することの重要性を強調していますが、同時に、労働者自身の力だけでは対処できないものもあることから、事業者が積極的にメンタルヘルスケアを推進していくことが重要であることを述べています。また、メンタルヘルス対策を組織的かつ計画的に実施していくことが、効果的であることを強調しています。

2　衛生委員会で検討すべきこと

指針では、衛生委員会（安全委員会と一緒に開催する場合には安全衛生委員会）でメンタルヘルス対策の方針を決めることを重要視しており、事業者が労働組合や従業員代表の意見を聞きつつ、事業場の実態に即した取り組みを行うことが必要であるとしています。また、メンタルヘルス対策の計画となる「心の健康づくり計画」の策定も、衛生委員会で行うように求めています。実施体制の整備などの具体的な実施方策や個人情報の保護に関する規程などの策定などについても、衛生委員会での十分な調査や意見交換の上、決めることになっています。

これらを文書などにまとめ、すべての関係者に周知し、メンタルヘルス対策の進め方を「見える化」することが大事なポイントになります。

3 心の健康づくり計画

事業者は、メンタルヘルス対策に関する事業場の現状とその問題点を明確にするとともに事業場の実態と必要性に応じて、その問題点を解決する具体的な取り組み事項などについての基本的な計画を策定します。これを心の健康づくり計画と言います。衛生委員会などで審議して決定され、文書での配布や社内ウェブサイトへの掲載などにより、従業員にその内容を知らせます。

4 4つのケアとは何か

職場のメンタルヘルス指針では、メンタルヘルスの活動を、「セルフケア」「ラインによるケア」「事業場内産業保健スタッフ等によるケア」および「事業場外資源によるケア」の「4つのケア」に分類しています。表4－1は、それぞれの活動内容と誰が担当するかを示したものです。セルフケアは従業員が行うものですが、従業員だけでは十分に実施できません。そのため、事業者がセルフケア研修などを提供し、実施できる環境を整えます。

ラインによるケアは管理監督者が行うもので、職場環境等の改善と従業員に対する相談対応などが含まれています。管理監督者がラインによるケアを遂行できるように知識や技術を高める機会を提供することも事業場の責任です。事業場内産業保健スタッフによるケアは、産業医、保健師などが行う職場のメンタルヘルス対策のための活動であり、職場環境などの改善、労働者に対する相談対応、事業場外資源とのネットワークの形成および維持の他、いろいろな活動が含まれています。

多くの事業場には、精神科医や心理職といった精神的な問題の専門家が

表4-1　「労働者の心の健康の保持増進に関する指針」（2006年、2015年改訂）における4つのケアの担当者と実施内容

区分	担当者	実施内容
セルフケア	従業員	1．自分のストレスへの気づき 2．ストレスへの対処 3．自発的な相談
ラインによるケア	職場の管理監督者	1．職場環境等の改善 2．労働者に対する相談対応、など
事業場内産業保健スタッフ等によるケア	•事業場内産業保健スタッフ（産業医、衛生管理者または衛生推進者、事業場内の保健師） •事業場内の心の健康づくり専門スタッフ •人事労務管理スタッフ等	1．職場環境等の改善（職場環境等の評価と改善） 2．労働者に対する相談対応等（気づきの促進と相談への対応、職場適応、治療及び職場復帰の指導） 3．事業場外資源とのネットワークの形成及び維持 （この他にも、計画の企画や実施状況の把握、教育研修の企画と実施、就業上の配慮についての意見などを行う）
事業場外資源によるケア	事業場内産業保健スタッフが窓口となり、事業場外の様々な機関と連携する	都道府県産業保健推進センター、精神保健福祉センター、医療機関等の事業場外資源の協力を得て事業場に対して心の健康づくり対策を支援する

いません。従業員のメンタルヘルス不調について、専門的な助言や治療をしてもらおうとする場合には、事業場外にある相談機関や精神科などの医療機関を利用することになります。これらの外部機関を「事業場外資源」と呼んでおり、事業場外資源を活用することを「事業場外資源によるケア」と言います。事業場外資源には医療機関だけでなく、情報の提供や相談に対応してくれる、都道府県産業保健総合支援センターなどの機関も含まれます。

また、職場のメンタルヘルス指針では、「事業者はメンタルヘルスケア推進の実務を担当する事業場内メンタルヘルス推進担当者を選任するよう努めるものとする」としています。事業内メンタルヘルス推進担当者は、衛生委員会などの決定を受けて心の健康づくり計画を実施する実務責任者であり、衛生管理者や保健師などがなっている場合が多いです。

5 特に重要な4つの活動

指針では、メンタルヘルス対策の具体的な進め方として4つの活動をあげ、進める際には、個人の健康情報に配慮する必要があるとしています。

❶メンタルヘルス対策を推進するための教育研修・情報提供

事業者は、4つのケアが適切に実施されるよう、それぞれの職務に応じ、メンタルヘルスケアの推進に関する教育研修・情報提供を行うことになっています。具体的には、従業員向けとしてセルフケア研修や情報の提供、管理監督者向けとして管理監督者研修を実施することです。なお、従業員や管理監督者などに対する教育研修を円滑に実施するために、事業場内における教育研修の担当者を計画的に育成することも有効です。

❷職場環境等の把握と改善

事業者は、職場環境などの改善に積極的に取り組むとともに、管理監督者や事業場内産業保健スタッフなどに対し、職場環境などの把握と改善の活動を行いやすい環境を整備するなどの支援を行います。

❸メンタルヘルス不調への気づきと対応

事業者は、個人情報の保護に十分留意しつつ、従業員、管理監督者、家族などからの相談に対して適切に対応できる体制を整備します。さらに、相談などで把握した情報をもとに、労働者に対して必要な配慮を行うこと、必要に応じて産業医や事業場外の医療機関につないでいくことができるネットワークを整備するよう努めなくてはなりません。

❹職場復帰における支援

メンタルヘルス不調により休業した従業員が円滑に職場復帰し、就業を継続できるように事業者は、その従業員に対する支援を適切に行います。

6 メンタルヘルスに関する個人情報の保護

メンタルヘルス対策を進めるにあたり、健康情報を含む従業員の個人情報の保護に配慮することがきわめて重要です。事業者は、個人情報の保護に関する法律および関連する指針などを遵守し、従業員の健康情報の適正な取り扱いを図るようにします。

労働安全衛生法では、メンタルヘルスも含めて労働者の健康情報を事業場で適切に取り扱うことが求められています（2019年4月1日に施行、第104条　心身の状態に関する情報の取扱い）。

そのポイントは、次の3つです。

❶事業者が、従業員の心身の状態に関する情報を適正に管理するために必要な措置を講じ、これに関する取扱規程を策定して、従業員に周知する

人事労務担当者は、衛生委員会（安全衛生委員会）で審議した上で、事業場において従業員の心身の健康状態に関する情報をどう取り扱うかについてのルールを定め、それを取扱規程として従業員および管理監督者に知らせることが求められます。

取扱規程では、心身の健康に関する情報を扱う目的と取り扱いの方法、取り扱う人、目的の通知と同意の取得方法などを定めます。特に、健康に関する情報を以下の3つに区分し、それぞれについて取り扱いを整理します。

①法令に定める義務により、事業者が必ず取り扱う情報

②法令により事業者が本人の同意を得なくても収集することが可能だが、事業場ごとの取扱規程により運用することが適当である情報

③事前に本人の同意を得ることが必要で、事業場ごとの取扱規程により適正に取り扱う必要のある情報

規程の作成にあたっては、厚生労働省が作成している「事業場における労働者の健康情報等の取扱規程を策定するための手引き」が参考になります。

❷診断名、検査値、具体的な不調の内容等のくわしい医学的な情報については、産業医等の医療職が取り扱う。事業者に提供する場合には必要最小限とし、生データでなく情報を加工して提供することが望ましい

「心身の状態の情報の加工」とは、心身の状態の情報の他者への提供にあたり、提供する情報の内容を病名や症状、所見などの生データではなく、これを踏まえた医師の意見に置き換えるなどして、生のデータが一人歩きすることなく必要な範囲内で使用されるようにすることです。常勤の医師や看護職がいない事業場では、こうした生データの取り扱いを指定された担当者（たとえば特定の人事担当者）に限定し、管理監督者などには安全配慮

義務などに必要な情報だけを提供することで、生データを取り扱う人を最小限にすることが望ましいとされています。

❸従業員の健康情報を第3者に提供する場合には、本人の同意が必要である

従業員の心身の健康情報を事業者がどのように取り扱うかについては前述の取扱規程で定めます。ここに記載されない取扱については、原則として本人の同意が必要になります。たとえば従業員から聞いたメンタルヘルス不調の症状を、主治医や家族に連絡する場合には、事前に本人から同意を得る必要があります。

もちろん、自殺を計画しているなど状況が緊急で、かつ本人の同意が得られない場合もあります。こうした場合でも、本人の同意が得られるように心をつくして説明することは大事です。ただし、人の生命、身体又は財産の保護のために必要がある場合であって、本人の同意を得ることが困難であるときは、本人同意なしでも連絡や対応を行うことができます。

この場合には、管理監督者は一人で判断するのではなく、人事労務担当者や産業医に相談した上で行うようにしましょう。

02 事業場内の体制づくり

ここで学ぶこと

- 職場のメンタルヘルス対策のための体制づくりを社内で進めるためのポイント（人事労務担当者）

では実際に、事業場内での体制づくりをどのように進めていけばよいのか、事例を見ながらポイントを見ていきましょう。

1 事業者に必要性を説明する

事例・経営的なメリットと法律が決め手に

人事労務担当者のあなたは、最近、メンタルヘルスの不調者が出ていることから、職場のメンタルヘルスの体制づくりを進めたいと考えた。まず、人事担当役員に対して、自分の考えを説明したが、「なぜ必要なのかはっきりしないと予算は出せない」と言われてしまった。あなたは、いろいろ資料を探して役員を説得する材料を用意した。結果的に、事業場でのメンタルヘルス不調者の推移と経費の損失の推計、それに衛生委員会でメンタルヘルスについて審議することが法令で決まっていることが決め手となり、役員からＯＫが出て話が進むことになった。

衛生委員会では、心の健康づくり計画の素案づくりのためのワーキンググループをつくることを提案した。経営側の委員、正社員、派遣社員の代表、労働組合の委員、保健師をメンバーとして数回の会議を開いて意見交換し、案を作成した。作成にあたってはインターネットで提供されている、いろいろな資料が参考になった。心の健康づくり計画は衛生委員会で正式に承認され、事業場のホームページで従業員が見れるようにし、部課長会では人事部長から主な管理監督者に説明がされた。

❶プラス面を強調する

事業場内の体制づくりを進めるにあたり、事業者のやる気を引き出し、組織として重要な課題であることを認識してもらう必要があります。そのためには、話を持ちかける相手を正しく選び、職場のメンタルヘルス対策のプラス面を強調することがポイントです。

特に、経営上のメリットを説明すると効果的です。たとえば、新しい人事評価制度を導入するなどの人事労務制度の変革や分社化、合併といった組織の再編成が発生する前後には、そうした変化が従業員にもたらす影響について経営トップが関心を持つことが多いものです。状況の変化に対するセーフティネットの1つとして、職場のメンタルヘルス対策を新しく開始するチャンスを逃さないように、日頃から制度や組織の変化について情報を集めておくことが必要でしょう。労働安全衛生法では、次のように定められています。

「事業者は、労働者に対する健康教育及び健康相談その他労働者の健康の保持増進を図るため必要な措置を継続的かつ計画的に講ずるように努めなければならない（第69条）」

「厚生労働大臣は、第69条第1項の事業者が講ずべき健康の保持増進のための措置に関して、その適切かつ有効な実施を図るため必要な指針を公表するものとする（第70条）。」

努力義務ではありますが、いったん事業場の健康配慮義務が問われる場面となった時にこれを怠っていれば、事業場の責任を追及されかねません。事業者の中には、事業場の安全配慮義務が争われた過労自殺の民事訴訟について、聞いたことはあっても詳しくは知らないということも少なくありません。職場のメンタルヘルス対策は、基本的な法律に基づいた取り組みであることを強調し、指針に従った対策の実施を提案しましょう。また、過労自殺の民事訴訟について説明すると、事業者が必要性に気づくこともあります。

❷それぞれのニーズを明確にする

「コスト・パフォーマンスがはっきりしないと事業者を説得できない」としばしば聞くことがありますが、本当にそうでしょうか。それぞれの事業場で、問題だと考えていることは多様なはずです。せっかく採用した新入社員がうつ病で倒れたり、数年のうちに辞めていったりすることを防ぎたいと思っていることもあれば、職場の人間関係を明るくするのが事業者のニーズということもあります。コスト・パフォーマンスの前に、それぞれのニーズを明確にすることが、大事です。

❸好事例を活用する

事業者をその気にさせる上で意味を持つのが、同業他社の好事例です。職場のメンタルヘルス対策を導入して、うまくいっている同業他社の情報があれば、ぜひ入手して提供しましょう。業種や業務が近ければ近いほど、説得力を持ちます。

❹不安を解消する

事業者が心配することの1つに、「寝た子を起こしてしまうのでは」ということがあります。職場のメンタルヘルス対策を導入することで、従業員の問題意識を喚起し、余計な要求をされるのではという不安です。そんな場合は「隠れて問題が進み、後で大事件になるよりも、小出しにできる環境のほうが大事では」と説明するのはいかがでしょう。

❺思い込みを解消する

事業者の消極的な態度は、たとえば「心の病気は治らない」と思い込んでいるせいであることもあります。もちろん、治療が困難なものもありますが、統合失調症やうつ病といった一般的な心の病気については治療方法が確立していること、半数から7割の人が、ほぼ勤務可能な状態にまで回復していることをきちんと理解してもらうと、態度が変わることもあります。

また、そもそも「コストがかかるもの」と思い込んでいることもあります。しかし、実際に、最初に実施すべき内容は、職場のメンタルヘルス対策の体制を整備することと管理監督者の教育研修なので、それほど多くの予算は必要ありません。担当者の人件費という意味ではある程度かかりますが、こうした内部コストを気にする事業者は、それほどいないように思います。新しい事業をスタートするなら、きちんと予算をとるべきというのも一理あることで、10万円程度の予算でも、確保できるのであれば確保したほうがよいでしょう。しかし、たとえ予算がなくても、実施可能であることもまた事実なのです。

2　衛生委員会で検討する

衛生委員会では、健康診断項目、健康情報の保護、長時間労働者への医師面接、ストレストレスチェック制度など、様々な労働安全衛生方針を決定する重要な場です。衛生委員会を、事業場において職場のメンタルヘルス対策の実施を公のものにする（オーソライズする）場として、活用しましょう。労働組合がある場合には、衛生委員会で、労働組合代表の意見を聞くことも大事です。

3 関係者の役割分担を決める

職場のメンタルヘルス対策を含めた労働安全衛生活動は、事業場ごとに実施することになっています。つまり、全国に支社のある大きな会社であれば、支社ごとに実施する体制をつくることが求められており、どのような産業保健専門職が雇用されているかによって、事業場の体制づくりが変わってきます。

専門職がチームで行う場合に、ときどき遭遇する面倒な問題に、守秘義務のジレンマがあります。たとえば保健師が従業員本人から「産業医も含めて誰にも秘密にしてください」と言われた上で、自殺念慮や深刻な社内でのいじめについて告げられると、誰にも話すことができず、1人で悩んでしまうことがあります。1つの解決策としては、専門職のチームとして保健師が得た情報は産業医と共有することを、あらかじめ従業員に明示しておくことです。通常、医療機関では主治医と看護師が患者の治療方針について意見交換することは慣例として許容されていることから考えると不自然でないように思います。

❶産業医

労働者数50人以上3000人以下の規模の事業場では1名以上選任、労働者数3001人以上の規模の事業場では2名以上選任しなくてはなりません。

常時1000人以上の労働者を使用する事業場と労働安全衛生規則第13条第1項第2号に掲げる有害業務に常時500人以上の労働者を従事させる事業場では、その事業場に専属の産業医を選任する必要があります。専属の常勤産業医が選任されている場合には、産業医を中心に体制をつくるのが一般的です。

労働者数が50人以上1000人未満の事業場では、産業医は常勤でなくてもよいことになっています。この場合、おおむね月に1回、産業医は事業場に出かけて衛生委員会に出席し職場巡視をして、長時間労働者への面接指導を行います。産業医としての勤務時間は、これでほぼ終わってしまうため、様々なメンタルヘルス上の問題にタイムリーに対応することはできません。

他の関係者に、いかに代わりに動いてもらうかがポイントになります。

❷産業看護職

常勤、非常勤に限らず保健師や看護師などの産業看護職がいるのなら、かなりの役割を果たしてもらうことができます。予算が許されるなら、産業看護職の雇用を考えてみましょう。産業看護職に、従業員への相談対応や管理監督者へのコンサルテーションの窓口、休業中の従業員や医療機関との連絡、復職時の連絡調整や復職後のフォローアップなどを担ってもらうことができれば、産業医と連携しながらの職場のメンタルヘルス対策の実施が可能です。特に、できる限り権限を委譲して主体的に動いてもらうと、効果的に進めていくことができます。ただし、診断や治療の要否に関する判断、就労上の配慮に関する事業者への助言などは産業医がすべき仕事ですので、注意してください。

❸人事労務担当者

産業医も産業看護職もいない場合には、人事労務担当者が中心となった体制をつくります。人事労務担当者は、各部署の管理監督者とはお互いよく知った関係でもあるので、良いこともあります。しかし、管理監督者は相談したことで、自分の部下が人事上不利な処遇を受けるのではないかと感じる場合や判断に自信がなく相談すべきかどうか迷う場合には、なかなか相談することができません。従業員自身もまた、人事労務担当者には相談しにくいものです。

そこで、最初の相談窓口は人事労務担当者とせず、事業場内で信頼されている特定の人を指名し、相談があった場合の情報の伝達範囲は最小限にとどめる、本人のためを考えて対応をするといったことを、あらかじめ示しておくとよいでしょう。その他、直接産業医に相談できる経路や事業場外の相談場所を設定するといった、相談しやすい工夫をするとよいと思います。一方、休業・復職に関する事務手続きということになると、たいてい人事労務担当者を経由するため、情報も入りやすく、復職の調整役としては比較的適任です。

人事労務担当者は、都道府県産業保健推進センターなどが実施している職場のメンタルヘルス対策の教育・研修をうまく利用し、受講するようにしましょう。たとえば、大阪商工会議所のメンタルヘルス・マネジメント検定試験なども、職場のメンタルヘルスの全体像を理解してもらうには、効果的だと思います。

❹衛生管理者

衛生管理者の職場のメンタルヘルスに関する能力や経験には個人差があります。特に、メンタルヘルス不調の従業員に対応できる人とできない人に大きく分かれるでしょう。相談対応ができ、従業員に信頼されている衛生管理者が事業場内にいる場合には、最初の相談窓口となってもらうのもよいかもしれません。ただし、衛生管理者とは「事業者が行う安全衛生活動の実行者である」ということを覚えておきましょう。最初の相談窓口とする場合には、相談した場合の個人の健康情報やプライバシーの取り扱いについての方針を決め、これを周知しておくことを忘れないでください。社内ルールで、相談担当となる衛生管理者の守秘義務についても定めるとよいでしょう。

❺事業場内メンタルヘルス推進担当者

職場のメンタルヘルス指針では、以下のように定められています。

「産業医等の助言、指導等を得ながら事業場のメンタルヘルスケアの推進の実務を担当する事業場内メンタルヘルス推進担当者を、事業場内産業保健スタッフ等の中から選任するよう努めること」

事業場内メンタルヘルス推進担当者には、これまで述べてきたような相談・対応や復職時の調整役になる人を選ぶという考え方もありますし、事業場の体制づくり、心の健康づくり年次計画、評価などの事務的な業務に責任を持つ人として選任するという考え方もあるでしょう。産業医と連携しながら職場のメンタルヘルス対策を推進する熱意を持った担当者を選任し、その人を中心に事業場内の体制づくりが進むようにすると理想的です。

❻従業員

職場のメンタルヘルス対策の隠れた、しかしかなり重要な阻害要因は、従業員の無関心です。実施上の障害の1つとして、多くの事業場が従業員の意識が低いことをあげています。従業員の参加と意識づくりは、時間をかけても取り組むべきことの1つでしょう。教育研修を効果的に実施することは事業場全体の意識を高め、また管理監督者にラインによるケアを適切に行ってもらう上でも重要です。219頁を参考にしてください。

4　精神科などの外部の機関を活用する

❶相談できる専門家の確保

最初の相談窓口が誰であれ、相談対応には一定の知識と経験が必要です。特に、人事労務担当者は知識や経験がないことが多く、対応に困難を感じることでしょう。治療が必要か否かの判断や紹介先の選定、受診のさせ方などについて、助言が得られる専門家を確保しておくとよいと思います。事業場の規模や事情で、かなり異なりますが、最も推奨されているのは、常勤の精神科医またはカウンセラーを雇用する、あるいは非常勤の嘱託精神科医に週1回程度来社してもらい、産業保健スタッフと連携しながら、事例への対応を指導してもらう方法です。嘱託精神科医を週1日の契約で雇用すると年間費用は300万円程度なので、一定以上規模の事業場では十分にまかなえる額です。しかし、産業医でさえも月1回という場合には、たとえ非常勤でも内部に専門家を確保することは難しいでしょう。そこで考えられるのが、事業場近くの精神科クリニックなどに日頃からお願いしておき、いざという時に助言をもらうことです。ある調査では、精神科などの医療機関が事業場と契約を結び、その事業場の職場メンタルヘルスに関する相談に優先的に対応するという「会社の精神科かかりつけ医」方式について、6割が「会社が報酬を支払えばやってもよい」と回答していました。この調査では報酬金額については明らかにされていませんが、月数万円といった少額でも契約に応じてくれる医療機関はあるものと思われます。

❷従業員支援プログラムの活用

より包括的なサービスを期待するなら、職場のメンタルヘルスのサービスを提供してくれる専門機関、いわゆる従業員支援プログラム（EAP）を活用することもできます。費用はまちまちですが、一般的には事業場あたりの固定料金に加え、従業員1人あたり年間いくらかの料金が必要になります。メンタルヘルス問題が頻出しており、事業者がやる気になっている場合には、一度検討してみるとよいと思います。

❸受診先リストの作成

メンタルヘルス不調の従業員が発生した時の受診先として、だいたいの目安となる精神科の医療機関のリストを日頃から作成しておきます。こうしたリストは、都道府県の精神保健福祉センターが作成していることが多いので、問い合わせて入手してください。

ただし、これだけだとそれぞれの医師の方針や得意な分野の情報はわかりません。たとえば、初診時や復職準備期に、管理監督者に本人と一緒に受診してほしいと考える医師もいれば、逆にそれは望ましくないと考える医師もいます。また、一般にアルコール依存症やパニック障害などは、特に経験を積んだ医師が各地域にいるものです。産業医が医師会に属している場合には、医師会の集まりなどで顔を合わせる場合もあるので、診療の方針や得意分野についての情報収集をお願いしておきます。事業場から従業員を紹介する場合には、事業場や産業医とコミュニケーションがとれる医療機関を選ぶようにすることが大事です。

❹守秘義務と情報提供

人事労務担当者が本人の了解を得ないままに、精神科の医療機関に従業員のことで問い合わせると、情報をもらうことができないばかりか、4割のケースでは門前払いされます。これは、産業医や産業看護職が問い合わせたとしてもあまり変わりません。当然のことですが、精神科医は医師という職業上の守秘義務から本人の了解を得ないままに情報を提供することができません。そこで、事前に本人に許可を得たことを告げた上で、情報の提供を求めることが大事です。精神科の医療機関の医師は患者が解雇されるのではないかと不安になっていることが多いので、解雇は考えていないことを伝えた上で、意見や情報をもらうようにすることが効果的です。

こうした手順を踏めば、精神科の医療機関との連絡はかなり円滑になるはずです。

03 心の健康づくり計画の策定

ここで学ぶこと

- 心の健康づくり計画の中身を知る
- 心の健康づくり計画はどのように立てればよいのか

1 心の健康づくり計画に含まれるべき内容

メンタルヘルス対策は、事業場全体で推進され、また中長期的視野に立って進めていく必要があります。そのためにはメンタルヘルス対策の体制づくりおよび実施の方針を定めた心の健康づくり計画を衛生委員会などの審議の上で策定することが必要です。メンタルヘルス指針では、心の健康づくり計画に含まれるべき内容として以下の7つをあげています。

①事業者がメンタルヘルスケアを積極的に推進する旨の表明に関すること
②事業場における心の健康づくりの体制の整備に関すること
③事業場における問題点の把握及びメンタルヘルスケアの実施に関すること

④メンタルヘルスケアを行うために必要な人材の確保及び事業場外資源の活用に関すること
⑤労働者の健康情報の保護に関すること
⑥心の健康づくり計画の実施状況の評価及び計画の見直しに関すること
⑦その他労働者の心の健康づくりに必要な措置に関すること

ここには、体制づくりに関することと、実施計画の両方が含まれています。体制づくりに関することとして①、②、④、⑤が、実施計画に関することとして③、⑥、⑦が該当します。実施計画に関することはさらに長期計画および短期計画に関することに分けられます。長期計画では通常3～5年程度の期間にわたる方針、目標や計画を策定します。短期計画では通常、年度ごとの計画（年次計画）を策定します。

厚生労働省「テレワークの適切な導入及び実施の推進のためのガイドライン」（2021年3月25日）では、テレワークを行う従業員へのメンタルヘルスケアについても、心の健康づくり計画に含めることが望ましいとされています。

2　年次計画を策定する

心の健康づくり計画は、単独ではなく事業場の労働安全衛生計画の一環として立てることが必要です。毎年作成する労働安全衛生計画の中に、必ず1つは職場のメンタルヘルス対策の実施項目を含めることを考えるとよいでしょう。具体的な活動として、教育研修・情報提供、職場環境などの把握と改善、メンタルヘルス不調への気づきと対応、職場復帰における支援の4つの活動があるので、これらが計画の中に盛り込まれるようにします。

3 評価の方法を計画する

心の健康づくり計画は、立てっぱなしではなく、実施し、その後評価を行うことが大切です。この評価には、一般にプロセス（過程）の評価とアウトカム（結果）の評価があります（表4－2）。プロセスの評価は計画したことが計画どおりに実施されたかどうかについての評価で、アウトカム評価は、計画を実施した結果どうなったのかについての評価です。また評価指標に加えて、それぞれの評価基準

表4-2　評価と指標の例

	定量的［数値の変化］指標	定性的［性質の変化］指標
プロセス評価	・教育研修への出席率 ・職場復帰における復職手続きの実施率	教育研修への肯定的な意見が出される
アウトカム評価	・精神障害による疾病休業が減る ・ストレスの訴え率が目標まで低下	復職の好事例の報告が増える

（合格と考えられる水準）を事前に決めておきます。

たとえば、教育研修への管理監督者の参加率が90％以上、すべての（つまり１００％の）職場復帰で復職手続きが実施されるなど、定量的な指標については数値目標を設定します。定性的な指標についても、できるだけ評価基準を決めておきます。たとえば、「復職の好事例の報告が増える」などは、厳密には数量的には評価できませんが、好事例の報告集を作成して関係者で意見交換するなどの方法で、定性的な評価をすることはできます。少なくとも、何を見て、誰が、どのような場で評価するかという評価手順については決めておくようにしましょう。

自殺のようなまれな出来事の場合、アウトカム評価が難しいため、職場のメンタルヘルス対策では、どちらかというとプロセス評価が重視される傾向にあります。大事なことは、評価の方法や基準について年次計画を策定した時点で決めておくことです。実施後に決めて行った評価は正当とは見なされませんし、時として関係者の志気が下がることにもつながります。評価は、次へのエネルギーとなるように行うものです。良かった点をまず確認し、ついで改善すべき点を具体的にして次の計画に（衛生委員会などを通じて）反映するのがよいでしょう。

評価の場での前向きな雰囲気づくりは欠かせません。

4 文書化し周知する

事業場としての方針や体制、心の健康づくりの年次計画は文書化し、関係者に周知しておくことが大事です。文書化は面倒で、「証拠を残す」感じもして最初は抵抗があるかもしれません。しかし、文章化し、必要に応じて関係者が見ることができるようにしておかなければ、いつまでたっても方針が浸透しなかったり、いつの間にか忘れられてしまったりするものです。特に従業員の相談対応体制、職場復帰の手順などについては必ず文書化し、関係者に配布しておくようにしましょう。

5 事業場における心の健康づくり計画の実例

心の健康づくり計画の例の目次部分を、表4－3に示しました。最初に、心の健康づくり活動方針、次い

表4-3　○○社　心の健康づくり計画（令和　　○○年版）

1. 心の健康づくり活動方針
2. 心の健康づくりの体制と実施要項
   ① 心の健康づくり推進体制
   ② 心の健康づくりに関する教育研修・情報提供
   ③ 心の健康に関する相談体制
   ④ 心の健康問題による要休業者の職場復帰の支援の手順
   ⑤ 職場環境等の把握と改善
   ⑥ ストレスチェック制度の実施
3. 令和○○年度心の健康づくり活動計画

で心の健康づくりの体制と実施要項の概要が記されています。

これによると、「①心の健康づくり推進体制」で、従業員、管理監督者を含め心の健康づくり計画における役割分担を記しています。続いて「②心の健康づくりに関する教育研修・情報提供」「③心の健康に関する相談体制」「④心の健康問題による要休業者の職場復帰の支援の手順」「⑤職場環境等の把握と改善」について、具体的にどう実施するかを示しています。さらに、ストレスチェック制度の義務化にも対応して、「⑥ストレスチェック制度の実施」についても記載されています。

これらのすべてではなくても、事業場ごとに該当するものだけを記載すれば十分です。そして、最後に年次計画として、「3．令和○○年度心の健康づくり活動計画」を記載しています。この部分だけを取り出したものが、次頁の表4－4です。

この年次計画では、冒頭に心の健康づくり活動の長期目標を心の健康づくり計画から引用し、それに対応した年次目標を記載し、さらに具体的な年次計画を記載しています。最後に、評価計画として、年次計画に対応させて、年度内にどこまでの結果を想定しているかが記載されています。これらの例を参考に、事業場で心の健康づくり計画を文書化してみてください。さらに詳しく知りたい場合は、働く人のメンタルヘルス・ポータルサイト「こころの耳（https://kokoro.mhlw.go.jp）などを見てみてください。

表4-4　令和○○年度心の健康づくり年次計画

心の健康づくりの長期目標
1. 従業員および管理監督者全員が心の健康問題について理解し、心の健康づくりにおけるそれぞれの役割を果たせるようになる。 2. 円滑なコミュニケーションの推進により活気ある職場づくりを行う。 3. 過重労働による心の健康問題を発生させない。 4. ストレスチェック制度によりセルフケアの支援と職場環境等の改善を進める。
心の健康づくりの年次目標
1. 管理監督者が、心の健康づくりの方針と体制を理解し、部下への相談対応の基本的技術を習得する。 2. 従業員および管理監督者からの産業医、○○精神科クリニック医師への相談対応が円滑に行われる。 3. 職場復帰の手順が実際に運用される。 4. ストレスチェック制度をセルフフケアの支援と職場環境等の改善に活用する。
心の健康づくり年次計画（具体的に、優先順位の高いものから3つまで）
1. 管理監督者全員に対して、職場のメンタルヘルスに関する教育・研修を実施する。年間に2回開催し、第1回目は心の健康づくりの方針と計画を徹底する。第2回目は、部下への相談対応の方法、話の聴き方について研修する。 2. 産業医および○○精神科クリニック医師への相談について、従業員およびその家族向けにパンフレット、社内報などにより利用方法を周知する。 3. 職場復帰における産業医の意見書書式などを作成し、手順を実際に運用。問題点の抽出と対策の工夫を行う（産業医の面談がタイムリーに行えない場合にどうするか等） 4. ストレスチェックを本年6月に実施し、結果返却時に従業員にセルフフケア情報を書面で提供する。またストレスチェックの結果を集計し、高ストレスだった職場に職場環境等の改善の実施を推奨する。
心の健康づくり活動の評価計画
1. 教育研修への管理監督者の参加率が90%以上となる。 2. 産業医および○○精神科クリニック医師への早い段階での相談が増加する（連絡会議を開催し、産業医および○○精神科クリニック医師の印象から評価する）。 3. すべての職場復帰例で、マニュアルの手順に基づいた復職手続きが実施される。 4. ストレスチェック後のセルフフケア情報提供に関する満足度調査で満足した者が8割以上となる。産業保健スタッフが助言した職場環境等の改善が2箇所以上の職場で実施される。

コラム

学校の心の健康づくり計画

数多くの自治体が、学校における心の健康づくり計画を策定し、公開しています。

こうした自治体単位での学校の心の健康づくり計画は、教育委員会などが教職員のメンタルヘルス対策を計画的に進めていく上で大事なものです。一方、学校単位で心の健康づくり計画をつくっている学校は、あまりないようです。

この学校では、どこにメンタルヘルスの相談できるのか、どんな復職手続きになるのか、教職員にどんなことが求められているのかなどを、簡単にまとめたパンフレットを作成し、教職員に配付しておくことは、教職員へのメンタルヘルスへの意識づけとして有用なことでしょう。

04 ストレスチェック制度

ここで学ぶこと

- ストレスチェック制度とは何か
- ストレスチェック制度を効果的に実施するポイント

1 ストレスチェック制度とは

２０１４年６月の労働安全衛生法の改正により、職場のメンタルヘルス対策の新しい取り組みとして、「ストレスチェック制度」が導入されました。ストレスチェック制度は、２０１５年12月から施行されています。

この制度では、労働者のストレスの状況について定期的に検査し、その結果を本人に通知することで、労働者が自らのストレスの状況に関して気づくことを促し、個人のメンタルヘルス不調のリスクを減らすことが目的になっています。また、メンタルヘルス不調のリスクの高い人を早期に発見し、医師による面接指導につなげることで、労働者のメンタルヘルス不調を未然に防止することも目的です。では、事例を見てみましょう。

事例

ストレスチェック実施への準備

ストレスチェック制度が2015年12月から施行されたため、50人以上の規模の事業場では、1年以内に1度はストレスチェックを実施しなくてはならない。この事業場では、人事労務担当者がストレスチェックの準備を始めている。

まず、厚生労働省から提供されている資料を集めて読み込んだ。この資料から、事業場で決めるべきことのリストを取り出し、これについて1つずつ対応案を作成した。ストレスチェックの実施は外注することに決め、予算を計上する。ストレスチェックでは、高ストレス者への結果通知の際に、厚生労働省のマニュアルに書かれていたストレスマネジメントのヒントを一緒に返却することとし、また努力義務となっている集団分析についても結果をもらうことにした。これらの仕様を含めた、ストレスチェックの実施手順を衛生委員会に提出し、審議してもらう。審議の上で決定された最終案は、衛生委員会の議事録に残し、仕様書に従い、サービスを提供する業者数社から見積もりを取り、検討して、委託先の業者を決めた。

ストレスチェック制度は、50人以上の従業員を雇用する事業場では義務に、50人未満の従業員を雇用する事業場では、努力義務になっています。実施の頻度は、1年ごとに1回、調査票としては、第3章でも触れた職業性ストレス簡易調査票が標準的な調査票として推奨されています。仮に、これ以外の調査票を使う場合も、「仕事によるストレス要因」「心身のストレス反応」および「周囲のサポート」の3領域すべてを、含めることが必要です。実施者は、医師、保健師の他、研修を受けた看護師や精神保健福祉士といった専門家のみです。結果は、実施者から直接本人に通知し、本人の同意がない限り、事業者には提供されませんが、本人が同意した場合には開示されます。

また、高ストレス者として面接指導が必要と評価された労働者から申し出があった時は、医師による面接指導を行うことが事業者の義務となっています。事業者は、面接指導の結果に基づき、医師の意見を踏まえ、必要があると認める時は、就業上の措置（労働時間の短縮など）を講じなくてはなりません。検査結果を集団ごとに集計・分析し、職場におけるストレス要因を評価し、職場環境の改善につなげることが努力義務とされています。

ストレスチェック制度は新しい制度ですが、その内容は相談対応、職場環境などの評価と改善、セルフケアなど、職場のメンタルヘルス対策としてご紹介してきた対策の組み合わせと言うことができます（図4－1）。1つだけ特別なことは、従業員に不利益な取り扱いが発生しないように注意することです。これについては後で（215頁）説明します。

2　ストレスチェック制度の実施方法

❶ストレスチェック制度に関する情報の入手

ストレスチェック制度の企画と運用は、人事労務担当者が行います。ストレスチェック制度に関する法令などは、厚生労働省から、次のようなものが公表されているので、参考にしてください。

○労働安全衛生規則の一部を改正する省令

○実施者に関し厚生労働大臣が定め

図4-1　ストレスチェックのしくみ

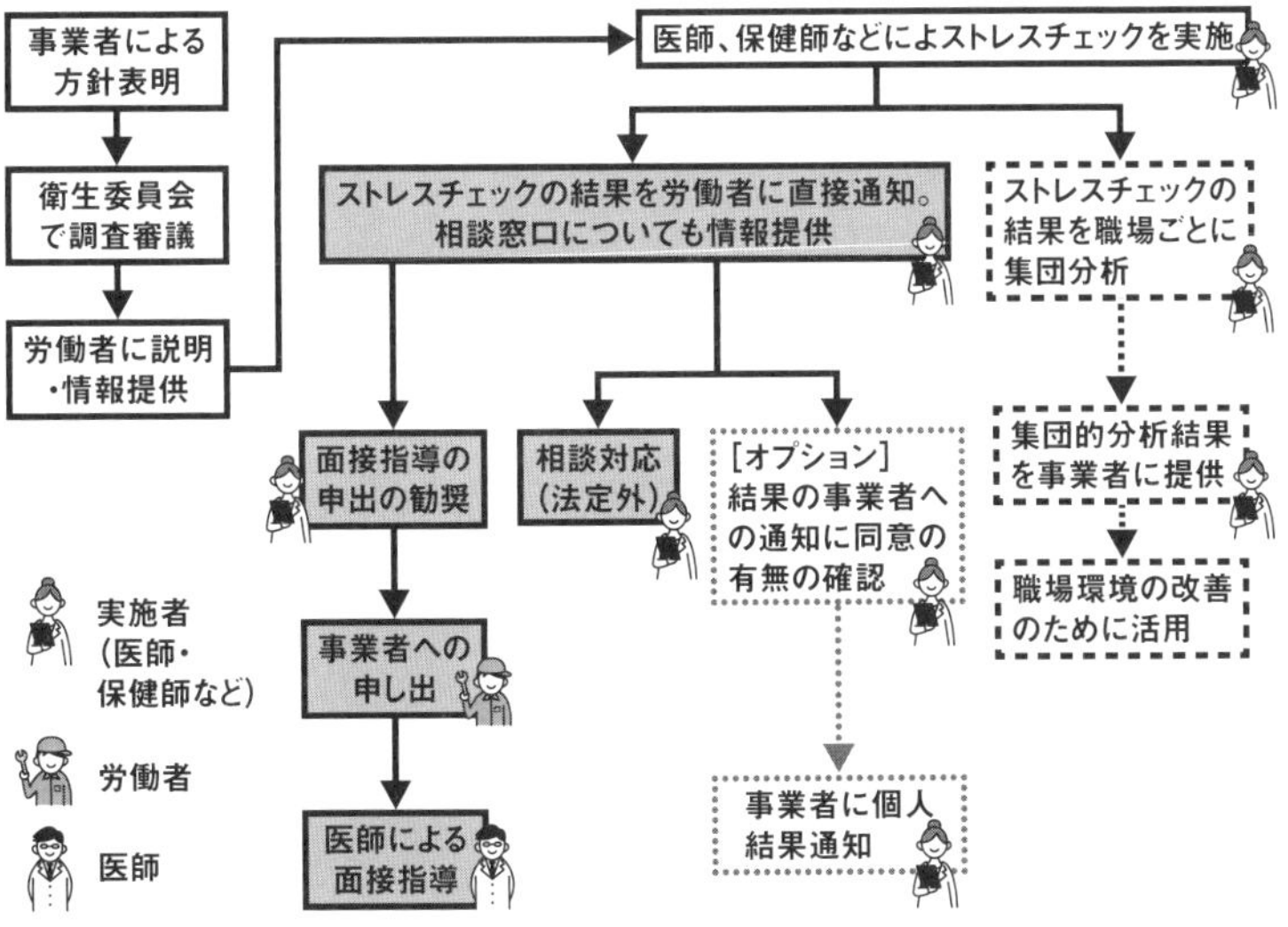

る研修に関する告示

- 心理的な負担の程度を把握するための検査及び面接指導の実施並びに面接指導結果に基づき事業者が講ずべき措置に関する指針（いわゆるストレスチェック指針）（以上、2015年4月）
- 労働安全衛生法に基づくストレスチェック制度実施マニュアル（以下「マニュアル」）（2015年5月、2016年4月、2019年7月、2021年2月改訂）

この他、以下も公表されています（https://www.mhlw.go.jp/bunya/roudoukijun/anzeneisei12/）

- 職業性ストレス簡易調査票（57項目）（日本語版と英語版）
- 数値基準に基づいて「高ストレス者」を選定する方法
- 「厚生労働省版ストレスチェック実施プログラム」
- 情報通信機器を用いた面接指導について（2015年9月、2020年11月改訂）
- 外部機関にストレスチェック及び面接指導の実施を委託する場合のチェックリスト例、
- 医師向けの面接指導マニュアル、ストレスチェック制度実施規程例
- 外部機関にストレスチェック及び面接指導の実施を委託する場合のチェックリスト例

❷ストレスチェック制度の実施体制の整備

ストレスチェック制度の導入と運用のポイントを、次頁の表4－5に示しました。

ストレスチェック制度は新しい制度なので、多くのことを決める必要があります。

衛生委員会などで実施方法などを決めた場合は、議事録に記録を残します。注意したいのは、ストレスチェック制度は単体で実施され完結するものではなく、総合的な心の健康づくり計画に組み込むべきものであるということです。すでに、心の健康づくり計画を作

表4-5　ストレスチェック制度導入・運用のポイント

1. ストレスチェック制度の実施体制の整備	・（安全）衛生委員会での審議、規程の作成、議事録への反映 ・心の健康づくり計画の中に位置づけ、PDCAサイクルによる見直し、改善を行う
2. ストレスチェック制度の目的の周知と受検の勧奨	・第一次予防（未然防止）が目的であることの十分な周知 ・労働者に関心を持ってもらう工夫を考える（「健康いきいき調査」などポジティブな名称で実施するなど）
3. ストレスチェック制度を実効性のあるものにする	・義務化された活動に加えて、職場環境改善（努力義務）とセルフケア（推奨項目）を組み込む
4. 集団分析と職場環境改善	・「悪い職場探し」にならないように、ポジティブな職場づくりのきっかけと位置づけ、管理監督者を職場環境改善に動機づける
5. 記録の取り扱い方法の検討	・セキュリティ管理を厳重に行い、ネットワークを介した情報の流出がないように注意する
6. 不利益な取扱いの防止、苦情への対応	・不利益取扱いについて管理監督者に情報提供、注意喚起を行う ・不利益取扱いの申し出の対応窓口や体制を明確にする

成している場合には、ストレスチェック制度をその中に含めるように計画を見直し、ストレスチェック制度と関連して、その他の実施事項が効果的に運用されるように工夫します。また、衛生委員会で意見交換して、ストレスチェック制度がうまく進んでいるか、改善するとしたらどうすればいいかを、毎年検討するようにしましょう。

❸ストレスチェック制度の目的の周知と受検の勧奨

対象となる人は、常時使用されている従業員です。具体的には、以下です。

- 期間の定めのない労働契約により使用される者
- 1週間の労働時間数が同種の業務に従事する通常の労働者の1週間の所定労働時間数の4分の3以上である者

また、1週間の所定労働時間数が2分の1以上である者に対しても、ストレスチェックを実施することが望ましいと記載されており、派遣労働者に対しては、派遣元の事業者が実施することになっています。実施にあたって大切なことは、ストレスチェック制度の正しい目的を従業員に伝え、ストレスチェックを受けるように勧めることです。ストレスチェック制度に関する議論は、2010年からはじまっていますが、もともとは会社が行う健康診断で精神疾患に関する検査が提案されたことに端を発しています。そのため、うつ病などの精神疾患の早期発見を目的とした制度であると思われがちです。しかしその後の専門家による検討会、労働政策審議会安全衛生分科会などの審議の中で、その目的はストレスの状況を把握しストレスによる健康問題を予防しようとするものであり、精神疾患の発見ではないと位置づけられました。

労働安全衛生法の一部を改正する法律案を審議した衆議院厚生労働委員会は、この法案に対する附帯決議で次のように述べています。

「ストレスチェック制度は、精神疾患の発見でなく、メンタルヘルス不調の未然防止を主たる目的とする位置付けであることを明確にし、事業者及び労働者に誤解を招くことのないようにする（後略）。」

ストレスチェック制度の目的は以下のように説明されています。

①本人にその結果を通知して自らのストレスの状況について気づきを促し、個々の労働者のストレスを低減させる。

②検査結果を集団ごとに集計・分析し、職場におけるストレス要因を評価し、職場環境の改善につなげることで、ストレスの要因そのものを低減する。

③ストレスの高い者を早期に発見し、医師による面接指導につなげることで、労働者の

メンタルヘルス不調を未然に防止する。

ストレスチェック制度の目的は、メンタルヘルス不調の未然防止にある、ということを理解しておきましょう。

また、毎年同じ内容を繰り返していると、参加率は減少してくるものです。その年のトピックスに合わせて新しい項目を追加するなど、従業員に関心を持ってもらう工夫も必要です。また、ストレスチェックを「健康いきいき調査」などポジティブな名称に変えて、実施している事業場もあります。

ストレスチェックを受けることを「受検」と言います。個人のストレスチェックの結果は、本人の同意がない限り、事業者も管理監督者も見ることができませんが、受けたかどうかは知ることができます。事業者は、受検した人のリストを実施者から受け取り、未受検の人に受検を勧めることができます。管理監督者から、ストレスチェックの受検を管理監督者から勧めるようにとの方針が示された場合には、受検していない人に参加するように声かけをします。ただし、法律上、従業員にはストレスチェックを受ける義務はありません。強要とならない程度にとどめておきましょう。

❹医師による面接指導

労働者から面接の申し出があった場合には、遅滞なく、医師による面接指導を行います。目安の期間は、申し出があってからおおむね1ヶ月以内です。実施する医師は、事業場で契約している産業医（または産業保健活動に従事している医師）が推奨されています。外部の医師の場合にも、産業医資格を有する医師にお願いするのが望ましいでしょう。医師による面接指導は、ストレスチェック制度の一部ですので、費用は事業者が負担します。

事業者は、あらかじめ医師に対して、当該の労働者に関する勤務の状況や職場環境などに関する情報を提供します。しかし、高ストレスと判定された人の多くは健康な労働者であり、ただちに専門医の受診を勧める必要はないことにも注意しましょう。高ストレスと判定された人は、事業者に申し出なくても医師による面接指導を受けることもできますが、その場合にはストレスチェック制度に基づく、医師による面接指導ということにはなりません。制度に基づくものとして、途中から切り替えることもできますが、その際には本人の了解を得る必要があります。

また、次の事例のように、面接後には医師から意見書が出されることがあります。事業者は医師の意見を尊重し、できるだけの対応をすることが求められますが実際には、困難な場合もあるでしょう。管理監督者は人事労務担当者と相談し、どこまで対応するかを検討します。またできる限り、面接を実施した医師と相談する機会を持つようにします。意見書のとおりでなくても、他の代替え案で同程度の医学的効果が得られるならば、医師はその方法でもよいと言ってくれるかもしれません。意見書の記述どおりに杓子定規に実施するよりも、医師や人事労務担当者と相談し、実施可能で、かつ本人の健康にとってメリットのある方法を探す努力をすることが、実効性のある対策につながると思います。

次の事例で、対応の流れを確認してみてください。

事例

高ストレス者への対応と医師面接

ストレスチェックの結果、高ストレスだった人に、実施者から医師面接の勧めがメールで送られた。何人が該当したかは知らされていないが、そのうちの1人Aさんから、社内に設けた窓口に医師面接の希望が提出されてきた。人事労務担当者は、契約している月1回の非常勤産業医に連絡し、Aさんの面接を依頼した。

面接後、産業医から人事労務担当者に結果が提出され、Aさんは仕事の責任と長時間労働で、疲労がたまっており、血圧も少し上がってきているとのことだった。産業医は、土日の出勤はしないほうがよいのでは、という意見だったため、人事労務担当者は、Aさんの上司と相談し土日の出勤をしなくて済むように業務の割り振りを変更した。

Aさんは週末にきちんと休めるようになり、疲労も回復してきて、産業医からも、もう大丈夫との判断がなされた。

3 ストレスチェック制度を効果のあるものにする

多少意外かもしれませんが、これまでの研究によると、「ストレスチェックの結果を労働者に通知する」だけでは、ストレスは改善しないことが示されています。高ストレスと判定された人に対する医師による面接指導が、予防の上で有効かどうかは、おそらく個々の医師の技量によるでしょう。一方、ストレスチェック制度で努力義務化された集団分析と職場環境改善、およびマニュアルで推奨されている高ストレスと判定された人へのセルフケアの情報や相談については、その効果を示す科学的根拠があります。

ストレスチェック制度をメンタルヘルス不調の予防のために効果的に運用するには、職場環境改善とセルフケアをどう組み込むかがポイントになります。ストレスチェック制度では、ストレスチェックの結果を集団分析して、職場のストレスを数値化し、これに基づいて職場環境などの改善を行うことが努力義務化されました。この進め方には、いくつかの方法があります。

❶衛生委員会などが職場環境などを見直し、具体的な対策を指示する

ストレスチェックの集団分析の結果をもとに、衛生委員会が職場環境などを評価して組織体制や制度を見直したり、関連部署に具体的な対策を指示したりする方法があります。

この際には、衛生委員会などは産業保健スタッフなどに助言を求めることが望まれます。

❷各部署で管理監督者が中心となる

管理監督者に対して、その部署のストレスチェックの集団分析の結果を示し、各部署で管理監督者が中心となって自主的に対策を立案し実施するように求める方法です。この場合、産業保健スタッフが管理監督者に対して集団分析の読み方や職場環境などの評価・改善を支援することが望まれます。

❸従業員参加型の職場環境改善

部署ごとのストレスチェックの集団分析の結果をもとに、管理監督者が従業員と話し合いながら、職場環境などの評価と改善を行う方法です。従業員による1～2時間の職場環境改善ワークショップを開催する方法が一般的で、最も効果があるとされています。

これらの3つの中から、実施可能な方法を選択します。ここで注意したいのは、ストレスチェックによる職場環境などの評価では、しばしば「悪い職場」探しになってしまう傾向があることです。結果が良くなかった職場の管理監督者の立場にも配慮しながら、集団分析の結果を誰がどこまで見ることができるのかについて、事前にルールをつくるとよいでしょう。

また、たとえば、職場環境などの評価をむしろポジティブな職場づくりのきっかけと位置づけて管理監督者を動機づけることができれば、円滑に職場環境の改善を進めることが可能になります。

4　記録の取り扱いに注意する

ストレスチェック制度では、受検の有無、結果の記録の保存、面接指導、集団分析結果など様々な情報が存在し、情報や記録の取り扱いが異なってくるため、労働者の個人情報が適切に保護されるような体制を構築することが必要です。個人のストレスチェック結果の保管には特に注意し、実施者以外の目に触れることがないように管理します。電子データでの保管も可能ですが、その場合にはセキュリティ管理を厳重に行い、ネットワークを介した情報の流出がないように十分注意します。

5　不利益取り扱いをしない

従業員に不利益な取り扱いをしないということを、心にとめておいてください。

医師による面接指導を申し出た従業員に対して、「病気かもしれないから」などの理由をつけて、仕事を与えない、昇進させない、給与を下げる、あるいは解雇することは、法律上禁止されています。医師の面接の結果として、時間外労働の禁止などの配慮が必要という意見があった場合でも、「うちの部署では残業できないと仕事にならないから」などと理由をつけて、解雇したり、退職勧奨したり、不当な配置転換や職位の変更などを行うことも禁止されています。

この他にも、ストレスチェックを受けないこと、事業者へのストレスチェックの結果の提供に同意しないこと、高ストレス者として面接指導が必要と評価されたにもかかわらず面接指導を申し出ないことを理由とした不利益な取り扱いも禁止されています。

また、不利益取扱の防止のため、苦情申立の窓口の設置も検討することになっていいます。これは、これまでの産業保健制度にはないシステムで、忘れがちなので注意してください。こうした窓口を通じて、ストレスチェックに関する個人情報が漏洩したことにより不利益を受けた、あるいは医師面接の後の就労上の配慮において不利益を受けたという申し立てを受け付け、精査して、適切な対処を行う体制が必要になります。

05 メンタルヘルス教育研修と情報提供

ここで学ぶこと

- 管理監督者と従業員向けの教育研修の重要性
- 効果的なメンタルヘルス教育研修の企画と実施方法（人事労務担当者）

1 管理監督者向け教育研修・情報提供

❶管理監督者への教育研修はなぜ大事か

職場におけるストレス要因には、人間関係、仕事の質、仕事の量、仕事の適性などがあります。これらは、管理監督者が適切に配慮することで、ある程度軽減できるものが少なくありません。上司が部下の言うことに耳を傾け、適切な助言をすることは、部下の心理的ストレスを軽減し、仕事上の負担を和らげます。また、日頃から部下をよく観察していれば、早期のうちにメンタルヘルス不調者を発見できることもあります。このため、管理監督者への教育研修は大事です。

❷学ぶべき内容

学ぶべき内容は、大まかに①事業場の方針、メンタルヘルスケアの意義、②基礎知識と正しい態度、③職場環境などの評価および改善、④労働者からの相談対応、⑤職場復帰への支援、⑥健康情報を含む労働者の個人情報の保護など、に分けられます。また、管理監督者自身にもセルフケアの方法を教育研修することがお勧めです。一般に、研修で学んだことは6ヶ月程度は記憶していますが、それ以後になると忘れはじめるものです。可能な限り、1年に1回の研修を行うことが望ましいでしょう。

教育研修を行うにあたり、従業員向けと管理監督者向けのどちらを先にすればよいのか、と悩むかもしれませんが、一般的には管理監督者向けを優先します。これは、管理監督者の教育研修が事業場のリスクマネジメントと直結すること、また管理監督者がメンタルヘルス対策に理解がなければ、従業員向けの教育研修の効果も半減することからです。

しかし場合によっては、管理監督者向けの教育研修よりも、先に従業員向けとして広く啓発のための教育を実施したいと考えることもあります。それぞれの事業場の風土や意識によって、どちらを優先するかは臨機応変に、しかし、衛生委員会などの場で決めるのがよいと思います。

2　従業員向けの教育研修・情報提供

❶教育研修の内容

従業員が、自らストレスに対処するための教育研修や情報提供は、衛生教育の中でもしばしば取り上げられてきました。また、ストレスやメンタルヘルスに関する小冊子の配布なども行われています。小冊子の配布は、予算がある場合には手軽に実施できる情報提供の手段ですが、その効果については実施した事業場自体も疑問視している場合も少なくありません。広く意識づくりを進める上での小冊子の配布は効果があるかもしれませんが、それだけでなく、教育研修の企画も忘れないようにしたいものです。従業員向けの教育研修の内容としては、おおむね①メンタルヘルスケアに関する事業場の方針、基礎知識、正しい態度、②ストレスへの気づき方と対処の方法、③相談の有用性と相談先、の3つに大別できます。

まず、事業場としてメンタルヘルス対策を重要と考えていることを、きちんと伝えることが大切です。ストレスやメンタルヘルスに関する理解を促し、精神的な問題に対する偏見を減らすなどの意識づくりをすることも大事なことです。基本的な意識づくりが十分でないと、ストレス対策やメンタルヘルスの相談活動はうまく進みません。

従業員向けの教育研修の効果については多くの研究がなされており、実際、効果があることがわかっています。海外の研究を集めて整理した研究では、認知行動療法の考え方による方法とリラクセーション法が効果的でした。日本で行われた研究を見ると、やはり①ストレス対処・ストレスマネジメント教育、②リラクセーション法、③対人関係技術の教育研修（自己主張訓練やコミュニケーションスキル教育）が、ストレスの軽減に効果がありました。認知行動療法の考え方によるストレスマネジメント教育、リラクセーション法、対人関係技術などを、グループ討議を交えて実施することが効果的な方法と言えるでしょう。

❷効果を上げるための工夫

教育研修は1回きりではなく、できれば2回以上同じテーマで行い、さらに1回はメールなどでフォローアップをするぐらい積み重ねないと、十分な効果が発揮されないことが報告されています。できれば、数回シリーズの研修として計画しましょう。

近年は、eラーニングによる従業員向け教育研修も増えてきました。内容が適切であれば、eラーニングであっても一定の効果を期待することができます。たとえば、私たちが作成した認知行動療法の考え方によるストレスマネジメントのeラーニング（全6回）は、IT会社の従業員のうつ病発症を5分の1に減らすことに成功しました。ただし、回数が少なかったり、やりっぱなしでフォローがなかったりするeラーニングの場合には、あまり効果は期待できないでしょう。

最後に、メンタルヘルス不調に陥った場合に、産業医や外部の専門機関に相談できることをパンフレットやチラシで伝え、社内ホームページなどにも掲載しておきましょう。特に、秘密を守って相談できること、なんでもない場合もあること、もし心の病気であった場合でも、ちゃんと治療できることなどを強調しておきます。

3　メンタルヘルス教育の企画と実施

❶メンタルヘルス教育の対象と実施者

教育研修の企画は、人事労務担当者の大事な業務です。教育研修の実際の担当者としては、産業医、産業看護職、衛生管理者、THP（トータルヘルス・プロモーション・プラン）の心理相談担当者、人事労務担当者などが候補です。事業場に産業医がいれば、一度教育研修をお願いしておくとよいでしょう。特に、管理監督者向けの教育研修では、産業医から直接、管理監督者に方針や考え方を伝える機会となり、また管理監督者にとって相談先としての産業医の顔や人柄を伝える良い機会になるからです。しかし、毎回、必ず産業医が行う必要はありません。他の産業保健スタッフや事業場外の講師を依頼するなど、多様な研修とすることも効果的だからです。また、外部講師にお願いすることで、管理監督者が、より納得するケースもあります。人事労務部長などが研修に顔を出し、研修後に一言ずつ発言や補足を行うと、より効果的です。

❷教育研修の方法

事例を織り交ぜてできるだけわかりやすい、実践的なものを目指します。小グループ活動など参加型の学習を取り入れる方法なども効果的で、参加者の満足度を高めるのに有効です。1回あたりの人数は、講義形式で40－50人、小グループ形式で20－30人程度が効果的なようです。所要時間は、講義形式では、最低60分程度は必要ですが、小グループ活動を入れる場合には時間が十分に必要なので、2時間以上は確保しましょう。事業場としての取り組みであることを明示するために、できれば就労時間内に実施したいという意見もありますが、それぞれの実情に合わせて衛生委員会などで討議して決めるのがいいでしょう。

❸効果的な教育研修のポイント

1．到達目標を明確にする

どんな教育研修でも同じですが、研修の到達目標をはっきりさせ、最初に明確に示すことが大事なことです。到達目標は、できるだけ具体的に、箇条書きできる程度にするのがよいでしょう。たとえば、管理監督者教育研修の場合、次のようなものがあげられます。

○事業場のメンタルヘルスの方針と体制を理解する

○部下からの相談対応の方法を理解する
○心の健康について正しい知識を持つ

なお、最近の教授法では、到達目標を目に見える行動で書くことが推奨されているので、それに従えば次のようになります。

○事業場のメンタルヘルスの方針と体制を説明することができる
○相談対応が必要な部下のサインと実際に対応する場合の注意点をあげることができる
○心の健康について誤解の起きやすい点を3つ以上あげることができる

到達目標を明確にすると、受講者は自分が何を期待されているかを明確に理解できるため、教育効果は高まります。また、講師にとっても、到達目標を実現するために、何に重点を置くべきかを考える機会となるため、教育研修の技術を向上させるよいチャンスになります。実際の研修を見ると、到達目標が明確にされないまま、一般的な病気の話などが講演されることが多いです。こうした研修では受講者の知識は、ある程度、ぼんやりと高まりますが、その知識は長続きしませんし、具体的に役立ちません。なお、到達目標は3つ程度までにするのがよいでしょう。

2. 行動変容を目的としていることを認識する

生活習慣病の健康教育と同じで、最終的には管理監督者や従業員の行動変容を目的としていることを認識することが大事です。管理監督者であれば、部下への配慮や相談対応ができるようになり、産業医との連携ができるようになること、一般の従業員であれば自分のストレスに気づき、これにうまく対処できるようになることが目標です。そのためには、十分な動機づけとスモールステップでの目標設定（到達可能で具体的な目標設定）が効果的です。到達目標の説明や身近に感じられるような意義を十分に説明し、「これは大事かもしれないな」と思ってもらえるように工夫しましょう。また「従業員の心のケアに日頃から気を配っていただきたい」「うつ病を見分けて、カウンセリングを実施」など高度すぎたり、抽象的だったりする目標では、受講者のやる気は出てきません。「部下から相談のあった場合には必ず時間をとる」というような、身近で具体的な目標を設定することで、「これなら自分でもできるのでは」と思えるようにすることが大切です。

メンタルヘルスの教育研修というと、うつ病の怖さについての講義をするという傾向がありますが、ただ怖い、注意しようという話を聞いた管理監督者などは、かえって関わろうとしなくなる可能性があります。担当者としては、十分に理解しておきたい点です。

3．ちょうどいいくらいの情報を盛り込む

一回の教育研修には、ついつい多くの情報を盛り込みたくなるものです。しかし、これはかえって教育効果を減少させてしまいます。受講者が「ちょうどいい」と思える程度の

内容に、意識してとどめるようにしましょう。1回の教育研修ですべてを達成しようと思わず、教育研修のシリーズ全体として必要な情報が盛り込まれるように計画します。

初回は、小学校1年生のクラスと想定して始め、研修後2、3年すると効果は著しく低下してくるので、数年ごとにステップアップ教育の実施を計画しておくとよいと思います。

4.「楽しく」「おもしろい」教育を工夫する

教育研修は、「楽しく」「おもしろく」あるべきであり、そうであれば教育効果が高まります。また、教育研修に対するポジティブな印象はそのまま産業医のイメージやメンタルヘルス対策自体に対する態度にも反映されます。うつ病や自殺の講義だといって、暗くなる必要はありません。「楽しく」「おもしろい」教育にするためのコツを、あげてみます。

○できるだけ受講者参加型の教育にする

講師が一方的に情報を提供する講義型は、単位時間あたりの情報の流れという観点で見れば、効率的です。しかし、受講者の興味・感心や主体性、「やれる感」などを引き出すという点から見れば、十分でありません。講義形式であっても、受講者が参加できる機会をつくるようにします。参加型としては、課題を与えてのグループ討議などが効果的ですが、通常の講義時間（2時間）内に入れ込むのは難しいことが多いです。しかし、たとえば管理監督者用シミュレーションゲーム（https://mental.m.u-tokyo.ac.jp/jstress/etools/

index.htm）を利用すると、講師の負担も少なく、短時間で受講者の参加の機会をつくることも可能です。

質問も、通常はすべての講義後に設定されることが多いですが、講義の主要部分ごとに質問時間を細切れにとるようにすると、受講者に双方向的な印象を与えることができます。ロールプレイや実習なども良い受講者参加の機会になります。

○ 事例を使って具体的なイメージを

メンタルヘルスの教育研修では、抽象的な言葉での説明が続きやすくなります。「うつ病」などといった具体的な名称も、受講者には抽象的な概念としてしか理解されないこともあります。重要な概念については事例などを使って追加説明し、具体的なイメージを持たせることで受講者の腑に落ちた感覚を高めることが大事です。

○ 15分に1回は笑いを

一方向の講義が15分続くと、受講者の集中力はかなり低下してきます。受講者の集中力を保つためにも、15分に1回は参加型の機会をつくるか笑いをとるようにします。そのためにも、あらかじめ講義スケジュールの中に、どのタイミングでどんなギャグやジョークを入れるかを計画しておきましょう。お笑いタレントのレベルの笑いをとる必要はなく、親父ギャグやだじゃれが得意であればそれでもかまいません。最初は、どんなギャグがよいか、よくわからないかもしれませんが、とりあえず試してみて、受講者の反応を見つつ次第にコツを学んでいくのがよいと思います。

笑いがなかなかとれない場合もあるかもしれませんが、それはギャグがおもしろくないためではなく、講師がしかめ面をして、いかにもおもしろくなさそうに言っているせいであるとか、受講生が理解して笑う時間を待たずに先に話を進めてしまうせいであることもあります。受講生から笑いをもらうためには、まず自分のギャグに自信を持って臨むことが大事です。もちろん、評判の悪いギャグはすぐ別のネタに入れ替える謙虚さも大事です。

5. 最後には講義の「まとめ」

たった2時間の講義であっても終了時点では、受講者は何がこの講義で重要だったかわからなくなっていることもあります。講義の最後には、到達目標の再確認をするか講義内容のまとめを述べて受講者の意識を教育研修の目標に引き戻しておくことが効果的です。しばしば時間いっぱい話してしまい、まとめを省略してしまいがちですが、まとめこそすべての講義の中でも重要な部分である、ということを認識しておきたいものです。

6. 質疑の時間は必ず取る

受講者に参加した感覚を持ってもらうためにも、質疑の時間は十分に取ります。この時間は、受講者が誤解していた点を修正することもできる貴重な機会でもあります。

コラム

メンタルヘルス研修を学校でも

メンタルヘルスに関する教育研修は、学校をとりまめる教育委員会などの業務になります。多くの自治体の教育委員会では、校長、教頭などの管理監督者向けのメンタルヘルス研修を実施しています。これは教職員のメンタルヘルスにとって重要な活動ですが、通常、このような研修は昇任時のみなど数年に1回程度です。頻度が少ないと効果は限定されてしまいます。管理監督者向けのメンタルヘルス研修を、校長や教頭の管理能力の向上研修の一部として位置づけ、定期的な更新研修を長期の研修プランに組み込むことが望まれます。

学校医やスクールカウンセラーなどの専門家がいれば、一般の教職員向けのメンタルヘルス研修を学校単位で開催することもできますし、近くの精神科クリニックの医師にわずかな謝礼で依頼することも可能かもしれません。また、最近発展しているストレスマネジメントのeラーニングの提供を行うことも考えられます。

教育研修はメンタルヘルス活動にとって重要な基礎となりますので、あらゆる可能性を検討する意義があります。

06 職場のハラスメント対策

ここで学ぶこと

- 職場のハラスメント対策の実施が事業者の義務となっている
- 職場のハラスメント対策を職場のメンタルヘルス対策と関係づける

1 事業者の義務となった理由

精神障害等の労働災害に認定された人の中で、職場のハラスメントは最多の理由の1つになっています。都道府県労働局で受けている職場のいじめ・嫌がらせに関する相談は増加しており、民事上の個別労働紛争の相談件数の中ではトップの案件です。

厚生労働省の委託で行われた2020年度の職場のハラスメントに関する事態調査では、過去3年間に、パワーハラスメント（パワハラ）およびセクシュアルハラスメント（セクハラ）を一度以上経験した人の割合は、それぞれ31・4％および10・2％でした。最近では女性の妊娠・出産・育児休業等ハラスメント（マタニティハラスメント、マタハラ）も問題となっており、過去5年間に経験した者の割合は26・3%でした。

ハラスメントを受けた従業員はもちろん、場合によってはその周囲の人も、仕事への意欲を失い、メンタルヘルス不調になることもあります。企業にとっても職場のハラスメントは、生産性の低下や企業イメージの悪化など経営上の損失につながります。

職場のハラスメントの頻度が増加していること、また職場のハラスメントは従業員と企業の双方にとって大きなマイナスであることから、職場のハラスメントに対する対応が求められるようになりました。

2 職場のハラスメントとは

❶職場のパワーハラスメント

職場のパワーハラスメントとは、以下の3つの要素をすべて満たすものとされています（職場のパワーハラスメント防止対策についての検討会報告書）。
①優越的な関係に基づいて（優位性を背景に）行われること
②業務の適正な範囲を超えて行われること
③身体的若しくは精神的な苦痛を与えること、又は就業環境を害すること優越的な関係には、上司から部下に対して行われるものだけでなく、先輩・後輩間や同僚間などの場合

でもなんらかの優位性を背景に行われる場合もあります。厳しいととられる指導でも、業務の適正な範囲内で行われている場合には、パワーハラスメントには当たりません。しかしこれは社会通念に照らしての話であり、自分の職場の「常識」だけで判断するには注意が必要です。

職場のパワーハラスメントには、6つの類型があるとされています。これを表4－6にしておきます。

表4-6　職場のパワーハラスメントの6つの類型

類型	例
身体的な攻撃	上司が部下に対して、殴打、足蹴りをする
精神的な攻撃	上司が部下に対して、人格を否定するような発言をする
人間関係からの切り離し	自身の意に沿わない社員に対して、仕事を外し、長期間にわたり、別室に隔離したり、自宅研修させたりする
過大な要求	上司が部下に対して、長期間にわたる、肉体的苦痛を伴う過酷な環境下での勤務に直接関係のない作業を命ずる
過小な要求	上司が管理職である部下を退職させるため、誰でも遂行可能な受付業務を行わせる
個の侵害	思想・信条を理由とし、集団で同僚1人に対して、職場内外で継続的に監視したり、他の従業員に接触しないよう働きかけたり、私物の写真撮影をしたりする

❷職場のセクシュアルハラスメント

職場のセクシュアルハラスメントは次のように定義されています（男女雇用機会均等法）。

①職場において、労働者の意に反する性的な言動が行われること

②それを拒否したり抵抗したりすることによって解雇、降格、減給などの不利益を受けること

③性的な言動が行われることで職場の環境が不快なものとなったため、労働者の能力の発揮に重大な悪影響が生じること

セクシュアルハラスメントの例としては、昇給させる代わりに性的な関係を要求する（対価型セクハラ）、性的な事柄について大声で話す（環境型セクハラ）、「女性が俺に意見することは許さない」と圧力をかける（制裁型セクハラ）、「自分のことを好きかもしれない」と勘違いした言動をとる（妄想型セクハラ）などがあります。

❸職場のマタニティハラスメント

職場のマタニティハラスメントは、正確には「職場における妊娠・出産・育児休業等に関するハラスメント」と呼ばれます。

これは、職場において行われる上司・同僚からの妊娠・出産、育児休業等の利用に関する言動により、妊娠・出産した女性労働者や育児休業等を申出・取得した労働者（男女と

も）の就業環境が害されることです（男女雇用機会均等法、育児・介護休業法）。

3 職場のハラスメントへの対策

❶事業場としての対策

2020年6月1日の関連法令の施行により（中小企業は2022年4月1日施行）、職場のパワーハラスメント、セクシュアルハラスメント、マタニティハラスメントの3つの職場のハラスメントへの対策の実施が事業者の義務となりました。

3つの職場のハラスメントでは、共通して次のような対策を行うことが求められています。

①事業主の方針等の明確化及びその周知・啓発
②相談（苦情を含む）に応じ、適切に対応するために必要な体制の整備
③職場におけるハラスメントに係る事後の迅速かつ適切な対応

この他、相談者・行為者等のプライバシーを保護するために必要な措置を講じ、その旨を労働者に対し周知すること、ハラスメントの相談等を理由として、解雇その他の不利益な取扱いをされない旨を定め、労働者に周知・啓発することも求められています。詳細は関係する指針を見てください。

❷職場のハラスメント対策を職場のメンタルヘルス対策と関係づける

職場のハラスメントは、従業員の心の健康と関係が深いので、職場のハラスメント対策を職場のメンタルヘルス対策と関係づけて行うことがよいでしょう。たとえば、次のようなことを行っておくと、職場のハラスメント対策が円滑に進むようになります。

- あらかじめ社内のハラスメント対策の情報を産業医や保健師、看護師に伝え、担当者（ハラスメント相談窓口担当者など）と情報交換をしてもらう。
- 産業医や保健師、看護師がハラスメントを受けている可能性のある従業員に気づいた時、どう対応するか、人事労務担当者として相談しておく。
- 社内のハラスメント相談窓口から、従業員を産業医や保健師、看護師に紹介したい場合の手順について相談しておく。

❸管理監督者としての対応

管理監督者としては、どのように対応すればよいのでしょうか。

次の事例を見ながら考えてみましょう。Ａさんの行動は、パワーハラスメントにあたるのでしょうか。

事例

遅刻や単純ミスが多い部下を叱った上司のAさん（45歳）

Aさんが上司を務める部署に、新入社員が配属されてきた。明るく、意欲的な人なのでAさんは期待していたが、しだいに問題が起きはじめた。たとえば、遅刻が多い、単純なミスが多い、当然やるべき作業を指示しなければやらない、締め切りに間に合うように資料がつくれないことなどが目立ちはじめた。

Aさんはこの部下を社会人として指導する必要があると思い、きびしく対応した。2人での面談で問題点をあげて直すように長時間指導した。仕事のミスなどはその場で言わないとわからないと考え、他の職員の前でも叱責した。

Aさんが毎日のように指導を続けるうち、この部下は、体調不良を訴えて休みはじめてしまった。この部下は、会社のハラスメント相談室に連絡し、Aさんがパワーハラスメントを行ったと訴えており、これから会社で調査がはじまるところである。

この例では、Aさんの行動が職場のパワーハラスメントにあたるかどうかは明確でありません。しかし、一方的な叱責を繰り返してしまうと、業務の範囲を超えた過度な指導ととらえられてしまうこともあります。

Aさんが、業務をこなすための方法をこの部下と一緒に考える、あるいはこの部下への対応について人事労務担当者や産業医などに相談するなどしていたら、問題はこんなにはエスカレートしなかったかもしれません。

上司として部下に指導する時は、以下のような点に気をつけるとよいでしょう。

- 業務の範囲として適切なものであるかどうか常に確認すること
- 感情的にならずに、冷静に対応すること
- 部下の言い分を聞こう、理由を理解しようと務めること
- 必要に応じて、人事労務担当者や産業保健スタッフに相談すること

職場のパワーハラスメントにあたる行動をとらないことも重要ですが、それを予防するようなマネジメントを日頃から心がけることが大切です。

第 5 章

職場の
ポジティブ
メンタルヘルスへ

01 職場のポジティブメンタルヘルスの動向

ここで学ぶこと

- ポジティブメンタルヘルスでのコミュニケーションの重要性
- ワーク・エンゲイジメントの考え方

1 職場のポジティブメンタルヘルスへの関心の高まり

精神障害などによる労働災害や過労自殺の民事訴訟などの法的リスクをマネジメントするために、多くの会社が職場のメンタルヘルス対策に取り組むようになりました。しかし、対策を続けてもメンタルヘルス不調の労働者が減らないという状況から、新しい職場のメンタルヘルスのあり方を求める声が大きくなってきました。

一方で、今日の日本では、終身雇用制が必ずしも確保されなくなったことなどにより、経営者と労働者の関係が変化してきています。経営者が、株主を気にして行動する傾向が強まり、経営者と従業員との信頼関係が低下している職場も少なくありません。仕事の方法が変わり、成果主義が導入され、職場の他の人が何をやっているかが見えにくくなり、従業員の交流や助け合いが減った職場も見られます。こうした変化を背景として、従業員が人間として成長する場だった職場が、その機能を失いはじめていることも指摘されています。一方で経営面から見て、短期的な業績を重視する傾向や極端な成果主義への反省から、従業員のやる気や一体感を重視する理念が、見直される傾向も出てきました。これらを背景として、単にストレスやうつ病を予防するだけでなく、従業員のポジティブメンタルヘルスを向上させることへの関心が高まってきています。

職場のポジティブメンタルヘルスは直接に従業員の生産性と関係するため、経営と密接な関係があります。このため職場のポジティブメンタルヘルスを経営戦略として進めている会社もあらわれてきました。

2　ワーク・エンゲイジメントの考え方

心理学は、心の健康問題を持つ人々の理解と治療に関心を持ってきました。しかし1998年、当時米国心理学会会長であったマーティン・セリグマン博士は、心理学の対象を一般の人々の心理や生活、さらに幸福や満足などの領域にまで拡大することを提案しました。これを「ポジティブ心理学」と呼びます。ポジティブ心理学の研究からは、幸福感が高い人は健康で長生きであることや幸福感が脳や体の機能にも良い影響を持つことなどポジティブな気持ちと健康とが関連し合っていることが報告されています。従業員の心の健康にもポジティブ心理学が導入されるようになってきました。

オランダのユトレヒト大学に在職当時にシャウフェリ教授が提唱した、ワーク・エンゲイジメントもその1つです。それまでの職場のメンタルヘルスの研究は、バーンアウト（燃え尽き）という、ストレスのために精魂つきた状態に関するものでした。これに対して、ワーク・エンゲイジメントは、仕事に誇りややりがいを感じ、熱心に取り組み、仕事から活力を得ていきいきしている状態のことを意味します（表5－1）。

つまり、職場のメンタルヘルスの研究対象が、マイナスをどうやってゼロに戻そうかという研究から、いかにプラスを増やせるかに変わったのです。また、バーンアウトは職場の従業員のうち多くても20％くらいに見られる状態で、職場で

表5-1　職場のメンタルヘルスの研究の変遷

状態	対象	対策の方向性
バーンアウトやストレス	一部の従業員	マイナスをゼロに戻す
ワーク・エンゲイジメント	職場すべての従業員	プラスをさらにプラスにする

も一部の人を対象としたものでしたが、ワーク・エンゲイジメントは、職場のすべての従業員に関係するものです。ワーク・エンゲイジメントの登場によって、職場のメンタルヘルスの考え方は大きく広がりました。ワーク・エンゲイジメントのようなポジティブな心の健康は、従業員と経営者の双方にとって重要です。

このため、世界中で、職場のポジティブメンタルヘルスへの関心が高まっているのです。

3　職場のコミュニケーションや一体感の重要性

ある会社では、成果主義に基づく人事評価制度を導入してから、メンタルヘルス不調者が増加しました。導入以降、職場での助け合いやコミュニケーションが減り、仕事に行き詰まってうつ病で休職する人が相次ぐようになりました。実際に、職場の助け合いやコミュニケーションの低下が、従業員のメンタルヘルスに影響していることを示すデータがあります。平成19年版国民生活白書に掲載された財団法人 社会経済生産性本部（２００６年）の調査結果では、「コミュニケーションが減った」「助け合いが減った」「組織・職場のつながりを感じにくくなった」と回答した会社では、そうでない会社に比べて、心の病気が増加傾向であると回答する割合が高い傾向にありました。これまでは、労働時間や仕事の負担が従業員のメンタルヘルス不調、たとえばうつ病の原因と考えられてきましたが、それよりも、助け合いやコミュニケーションといった組織の要因が、メンタルヘルス不調に影響することがわかってきたわけです。

職場では、ソーシャル・キャピタルに注目が集まっています。職場のソーシャル・キャピタルとは、職場組織における助け合い、相互理解、信頼のことです。わかりやすく言えば、職場の一体感とかチームワークの良さと言ってもよいでしょう。ソーシャル・キャピタルが低い職場で働いていると、うつ病になりやすいことがわかっています。

このように、組織の文化・風土の特徴が、従業員のメンタルヘルス不調にまで影響することが明らかになってきました。職場のソーシャル・キャピタルなどの組織の特徴は、ワーク・エンゲイジメントなどのポジティブなメンタルヘルスの向上にも関係しています。組織の意思疎通が良い職場では、職場のソーシャル・キャピタルが高くなり、その結果ワーク・エンゲイジメントが向上し、仕事上の生産性も増加します。組織の持つ文化・風土、特に職場での助け合いやコミュニケーション、信頼感を高めることが、職場のメンタルヘルス不調の予防のためにも、またポジティブメンタルヘルスの向上を通じて組織の生産性を向上させるためにも重要であることがわかります。

02 「健康いきいき職場づくり」─日本型ポジティブメンタルヘルスの考え方

ここで学ぶこと

- 「健康いきいき職場」とは何か
- 「健康いきいき職場」の条件を知る

1 「健康いきいき職場」とは何か

私が主任研究者を務めた研究班（平成21〜23年度厚生労働科学研究費労働安全総合研究事業「労働者のメンタルヘルス不調の第一次予防の浸透手法に関する調査研究」）では、様々な関係者（ステークホルダー）を招いて、会議を開催し、3年間にわたり議論しました。会議の参加者は、経営団体代表者、労働組合代表者の他、産業保健スタッフ（産業医、産業看護職、臨床心理士、衛生管理者）、産業保健の教育研究機関の代表でした。その中で、出された日本型のポジティブメンタルヘルスの考え方が「健康いきいき職場」です。

これまでの職場のメンタルヘルス対策は、うつ病になった従業員を早く見つけることや休業した従業員に対応することが中心でした。しかし、従業員がいきいきと働き、生産性や創造性を発揮することは、働く人にとって重要なことであり、多くの日本の会社にとっては会社としてあるべき姿そのものです。労働組合にとっても、従業員がいきいきと働けることは、重要なテーマです。これを踏まえて、この会議では、従業員をいきいき働けるようにする職場づくりこそが、次の時代の職場のメンタルヘルスの目標となるポジティブメンタルヘルスであると結論されました。このステークホルダー会議の結論として、こうした理想の職場の姿を「健康いきいき職場」と呼ぶことになりました。この健康いきいき職場は、3つの条件を持ちます（図5－1）。

3つの条件とは、「従業員の健康」「従業員のいきいき」「職場の一体感」です。

図5-1　健康いきいき職場の3つの条件

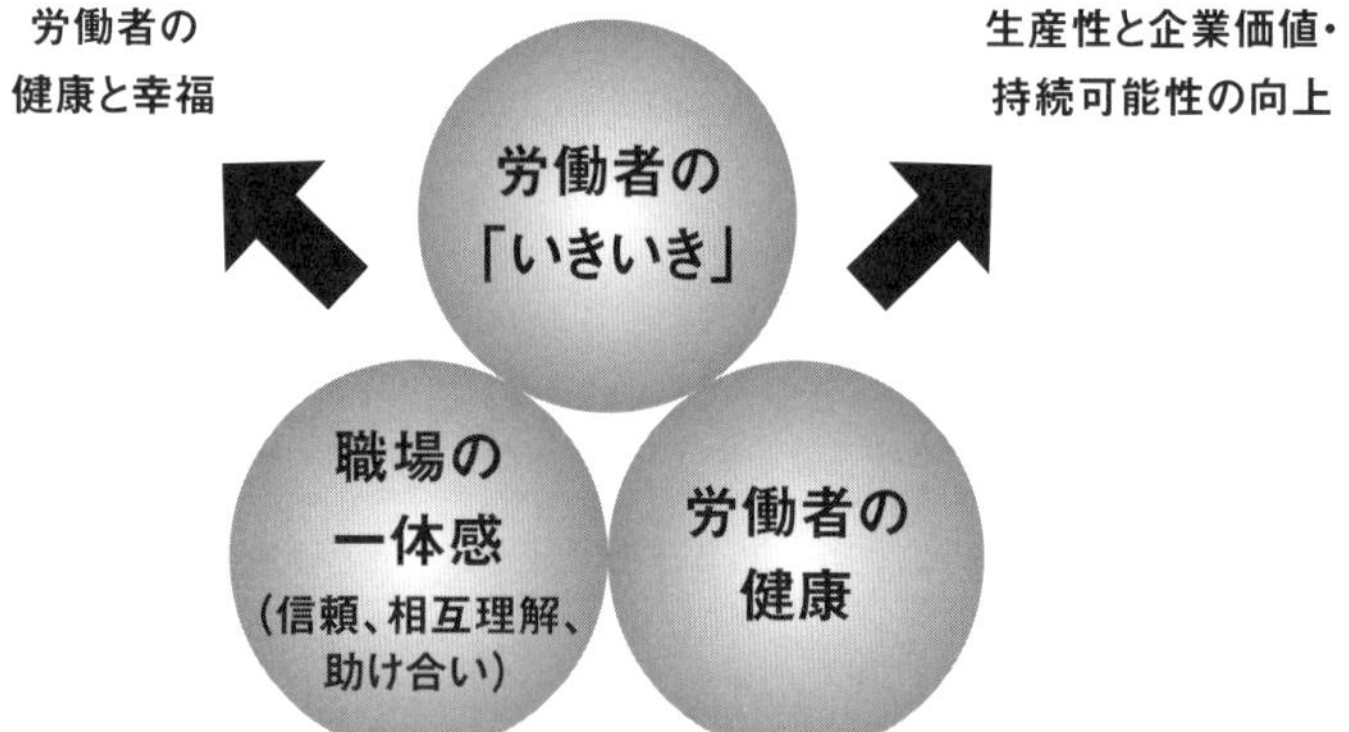

まず、従業員の健康が保たれていること、たとえば、過重労働による心身の健康障害が生じないことは最低限必要です。

さらに、従業員が活力を持ち、いきいきと働いていること、つまりワーク・エンゲイジメントが目標となります。

最後の「職場の一体感」については、日本の会社においては、個々の従業員がいきいきと働くだけでは不十分な面があるとの意見が出されました。日本の会社が本来持っていた、チームワークや関係性を基盤とした強みを回復するためには、組織の中の関係性に注目した目標も重要だからです。たとえば、労働者の信頼、相互理解、助け合いといった一体感が職場にあることが従業員の心の健康と組織の活力に重要であるとの意見がありました。会社が従業員を大切にし、会社としての一体感を持った経営を行うことが重要であるとの意見もありました。人と人とのつながりを大事にする日本における職場のポジティブメンタルヘルスでは、従業員個人のいきいきだけでなく、職場の一体感も大事な要素と考えられます。

こうした3つの要素からなる健康いきいき職場を実現することは、労働者の健康や幸福だけでなく、また会社の生産性や発展にとっても重要と考えられます。

2 「健康いきいき職場」の条件

健康いきいき職場をつくるにはどのような条件が必要なのでしょう。これを示したものが、健康いきいき職場づくりの理論モデルです（図5－2）。

左側には、健康いきいき職場に影響する要因として、仕事の負担と仕事の資源があります。仕事の資源は、さらに細かく、作業レベル、部署レベル、事業場レベルに分けられています。

右側には、従業員の心身の健康、従業員のいきいき（ワーク・エンゲイジメント）、職場の一体感

図5-2　健康いきいき職場の理論モデル

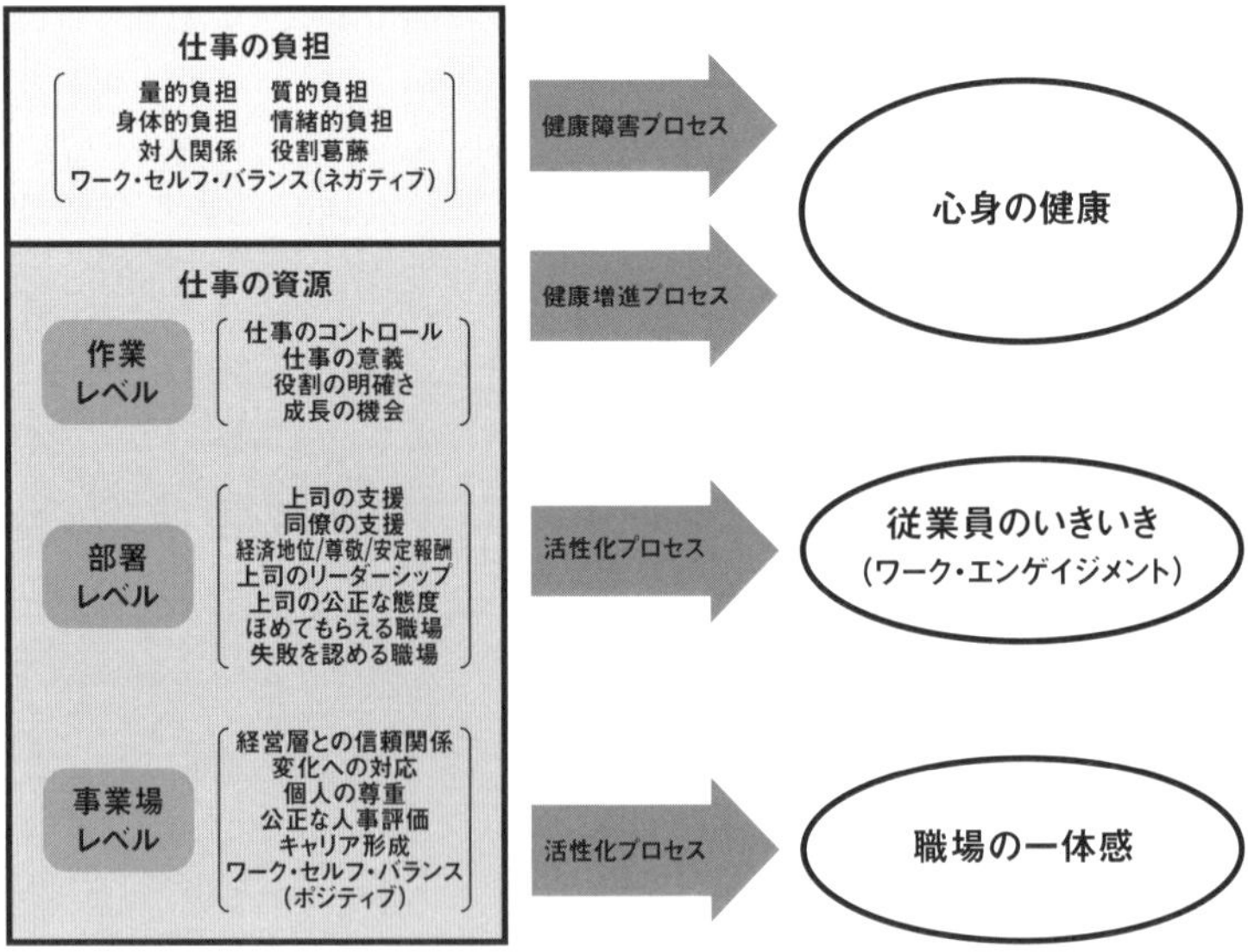

の、健康いきいき職場の3つの条件がおかれています。仕事の負担からは、従業員の健康に矢印が伸びています。仕事の負担が大きいと、従業員の心身の健康に悪影響が出ます。これを健康障害プロセスと呼び、仕事の負担を改善することで、病気を予防することができることが示されています。しかし、このモデルでは、その下にある仕事の資源をより重要視しています。

たとえば、作業レベルの仕事の意義、部署レベルの上司のリーダーシップ、事業場レベルの個人の尊重があることは、従業員の心身の健康を増進するだけでなく、従業員のいきいき、職場の一体感も高めることにつながります。つまり、作業レベル、職場レベル、事業場レベル仕事の資源を高めることで、健康いきいき職場をつくることができることを示しています。

ポジティブメンタルヘルスについては、理論の詳しい解説や具体的な対策などを、実際の例を使いながら解説している拙著『ここからはじめる　働く人のポジティブメンタルヘルス―事例で学ぶ考え方と実践ポイント』（大修館書店刊）をご覧ください。

03 職場のポジティブメンタルヘルス対策の実際

ここで学ぶこと

- ポジティブメンタルヘルスの実践例
- 職場のポジティブメンタルヘルスと経営との関係

1 会社レベルでの活動

日本は、個人ベースの成果主義を取り入れたことによって、労働者の個人主義的傾向が強まりました。また評価の視点が短期化しがちであったために問題が多かったという反省もあります。成果・業績評価のあり方を見直し、チームワークに着目した人材育成と評価制度を導入することで、職場の一体感を高め、結果として従業員のポジティブメンタルヘルスを向上させることにつなげる活動を行っている会社があります。

❶人と人が関わることを増やす

従業員数約４万人のある自動車関連部品会社では、社長直轄の「元気プロジェクト」が推進されています。そのコンセプトは「人と人とが関われることを増やす」ことにあります。経営側は、定期的な調査を行い、本人のやる気、活力、上司が部下を見ているか、職場は話し合いができているか、助け合いがあるかを把握し、得られた指標を各部署の管理監督者にフィードバックします。管理監督者は、コミュニケーションや助け合いを職場で向上させる工夫や改善を考え、実行します。また、従業員のつながりを強めるため、昼礼、運動会、年賀式などの会社行事も復活させました。労働組合もまた、個人生活の支援の面から「元気倍増活動」と名づけた活動を進めています。こうした全社的な取り組みにより、特に部署レベルおよび会社レベルの仕事の資源が増加し、従業員のいきいきと職場の一体感が高まり、生産的で活気ある職場が形成されると期待されています。

❷ニーズに応じた多様な人事政策

今日、従業員は多様なニーズを持ち、それぞれの仕事と生活とを両立させようとしています。そのニーズに応じた多様な人事施策を提供することで、従業員を動機づけ、経営層との信頼関係を構築する活動に取り組んでいる会社もあります。従業員数約３００名のソフトウェアの開発・販売を行う会社では、一体感やチームワークをつくり出すしくみは１つの形や一方向ではあり得ないとして、社員が参加する様々な輪が重なり合う状態からつくり出されるものと考えています。こうした考えのもと、チームワークの良いグループを表彰するチームワークオブザイヤー、超短時間勤務を可能にするウルトラワーク、従業員イベントへの助成「イベン10」やクラブ活動への助成など20を越える人事施策を展開しています。一方、これらの人事施策の評価を従業員から直接吸い上げるために、経営層と社員とのランチミーティングを頻繁に実施し、社員の意見や感想を聞いて、人事施策の改善につなげています。これらの活動は、わくわくする、活気ある会社風土を生み出すとともに、メンタルヘルス不調者や中途退職者の抑制にも効果をもたらしています。

2 部署レベルでの対策

管理監督者として、部下のポジティブなメンタルヘルスを自分の部署で実現するにはどうしたらよいでしょうか。

第3章で紹介した職業性ストレス簡易調査票などを利用して自分の部署を評価し、これを見ながら改善策を考えて実行することで、自分の部署を健康いきいき職場にすることができるかもしれません。英国の政府機関である健康安全局は、２００４年に「マネジメントスタンダード」アプローチと呼ばれるガイドラインを公表し、その一環として、「職場のストレスを軽減し予防するための管理監督者のマネジメント能力」の一覧（次頁表5－2）をつくっています。管理監督者のマネジメント能力が高い場合、自分の部署の心理的ストレスは低く、ワーク・エンゲイジメントおよび生産性は高いことがわかっています。管理監督者が自らの行動を振り返り、マネジメントのやり方を変えてみることで、その部署が健康いきいき職場に変わるかもしれません。

参考までに、私が作成した「健康いきいき職場づくりのための管理監督者のマネジメントのポイント」もご紹介します（次頁表5－3）。これは、ある会社の管理監督者が経験に基づいてアイディアを出してくれたものを、整理して12のポイントにまとめたものです。項目Ⅰには、目標と指示を明確にして、部下に上手なフィードバックをすることがあげられています。指示が伝わっているかどうか必ずフォローすること、大事な指示・確認は顔をできるだけ合わせて行うこと、部下を

表5-2　職場のストレスを予防するための管理監督者のマネジメント能力（英国健康安全庁、2008年）

領域A. 部下への配慮と責任	領域B. 現在と将来の仕事に対する適切な管理・伝達	領域C. チームメンバーへの積極的な関わり	領域D. 困難な状況における合理的な考えと対処
1 誠実さ	1 先の見通しを立てて仕事を管理する	1 身近な存在である	1 対人関係への対応
2 感情のコントロール	2 問題解決	2 社交的である	2 組織が持つ資源の利用
3 配慮ができる	3 メンバー意識を高める/権限を与える	3 共感を持って接する	3 責任を持って問題解決にあたる

表5-3　健康いきいき職場づくりのための管理監督者のマネジメントのポイント

	項目	説明
Ⅰ　目標と指示を明確にする	1. 目標や指示が伝わっているかどうか必ずフォロー	目標や指示は、伝えたはずと思っても意外と伝わっていない。目標や指示が伝わっているかどうか必ず再確認する。手間に思えるかもしれないが、確認することで自分のいらいらも、部下のストレスも減らすことができる。
	2. 大事な指示・確認は顔を合わせて	メールなどで業務指示をしたり、状況を確認することが増えている。メールは書いたものが残るので、便利な点もあるが、その場での質問や意見交換ができないので、誤解を生んでしまうこともある。大事な指示や確認は、直接顔を合わせて行うことが大事。
	3.「ほめる」フィードバックを使う	仕事の進捗や仕上がりについて部下にフィードバックする時は、ほめることを忘れずに。負担の大きい仕事をしている部下は、ほめられることで負担感が減る。そうでない部下でもほめられることで、やる気がアップする。一方、注意したり、しかる時は、淡々と冷静に伝えるのがポイント。
	4. 仕事の「意義」を部下に伝える	部下の立場からは仕事の全体像を理解することが難しいものである。上司の大事な仕事の1つは、部下に職場全体の仕事や、個々の部下の仕事の大事さや意味を伝えること。上司からの意義を伝えようとする発言が多ければ、部下の仕事への積極性が増えることがわかっている。
Ⅱ　上司からコミュニケーションをはかる	5. 上司が見本を示し、挨拶を励行する	朝の挨拶、退勤時の挨拶は大事。挨拶をしない部下がいるとこぼす前に、上司から見本を示して挨拶を励行する。
	6. 部下が連絡できるよう上司のスケジュールを知らせておく	部下がいざという時に上司に連絡できるように、自分がいつ、どこにいるか、部下がスケジュールを把握できるようにしておく。
	7. 余裕のある態度を見せて相談しやすい雰囲気をつくる	いつも忙しそうにしていたり、難しい顔をしていると、部下が相談を遠慮してしまう。相談がしにくければ誤解やミスも多くなり、仕事がうまく進まないリスクが増える。
	8. とにかく3分間は部下の相談に真剣に対応する	真剣に対応してもらったという経験は、部下のやる気や信頼を引き出す。真剣に対応することの第一歩は、部下の話をしっかり聞くこと。忙しい時には、たった3分でよいので、部下の話を真剣に聞いてあげる。
Ⅲ　ミーティングの活用	9. 定期的なミーティングでメンバーの業務を把握	部下の仕事の状況を定期的に把握すること、また部下同士が相互に仕事の状況を把握し合うことは、円滑な業務の遂行に大事。定期的なミーティングで積極的にこうした機会をつくる。
	10. 職場の全員が集まる短時間ミーティングで一体感アップ	職員、派遣、アルバイト、学生など身分や立場にかかわらず、職場の全員が集まって仕事の連絡や報告をする機会は、職場の一体感をアップさせ、いきいき職場づくりに効果的。10分、15分の短時間でもいいので、全員が集まれる工夫を進める。
Ⅳ　横のつながりをつくる	11. 職場横断的な活動を応援する	部署を越えて、部下がサークルや勉強会に参加することを応援する。また社内のイベントには、できる限り上司が顔を出し、職場のメンバーが積極的に参加できる雰囲気をつくる。
	12. 産業保健スタッフと連携する。	元気のない部下がいる時、職場のいきいき度をアップさせたい時、産業医や保健師に相談してみる。

ほめること、仕事の意義を部下に伝えることは、部下に効率的に、いきいきと働いてもらうために重要です。項目Ⅱは、上司からコミュニケーションをはかることです。部下からのアプローチを待たずに、上司から積極的にコミュニケーションをとること、また相談しやすい雰囲気をつくることが大事です。項目Ⅲのミーティングの活用は、実施しやすく、また効果的な方法の1つです。定期的なミーティングを行うことで関係者の情報共有を行うことで、一体感が生まれます。職場にいろいろな立場の従業員がいる場合には、職場の全員が参加するミーティングを行うことで職場の雰囲気が変わってきます。項目Ⅳは、部署内だけでなく、他の部署との連携をはかることです。たとえば、部署対応のバレーボール大会など、職場横断的な活動への参加を応援することがあげられます。また、産業保健スタッフと連携することで、健康いきいき職場づくりのヒントを得ることもできます。

従業員に参加してもらうことで、働きがいのある、活気ある職場づくりを進めている会社もあります。ある会社では従業員参加のワークショップで、「自分たちの職場をどのような職場にしたいか」という問いかけを行い、自分たちの職場のあるべき姿や強みを職場のメンバーで考えてもらった上で、その理想に向けて何ができるかを意見交換させていきます。上司からのトップダウンの活動に加えて、従業員が参加する機会をつくることで、従業員の仕事や組織への愛着を向上させ、職場の活性化につなげることも可能です。

3 経営とポジティブメンタルヘルス

職場の一体感を高め、労働者のいきいきやワーク・エンゲイジメントを増加させることは、職場の生産性と直接に関連します。ポジティブメンタルヘルス（あるいは健康いきいき職場づくり）は、経営トップから見ると新しい経営戦略でもあります。たとえば、仕事にやりがいや自信を持ち、ポジティブなものの見方ができる従業員は、健康であるだけでなく、生産性が高いことが知られています。こうした従業員は、経営者が自己啓発の機会などを提供すると、これを活用してより積極的に、生産的に働いてくれます。社内の組織改変や急な方針変更にも、否定的にならずに、前向きに行動してくれます。従業員のポジティブなメンタルヘルスを高めることは、経営上も様々なメリットがあります。

職場のポジティブメンタルヘルス対策は、経営と関連が深いため、人事労務担当者が中心となり行うべき活動と言うことができます。しかし、産業医や保健師などの産業保健スタッフにも参加を求めるべきです。産業医が人材育成部門と連携をして、職場のポジティブメンタルヘルスを進める教育研修プログラムを共同で実施した成功事例もあります。ポジティブメンタルヘルスに関心を持つ社内の関係者が集まって、相談しながら活動することが、職場のポジティブメンタルヘルス対策への第一歩です。

4 職場のポジティブメンタルヘルスを支援する活動

職場のポジティブメンタルヘルスを支援しようとする活動も活発になってきました。

東京都産業労働局では「ポジティブメンタルヘルスによる経営力アップ」をモットーに、ポジティブメンタルヘルスの実践を経営者に呼びかけています。この活動では、「一部のメンタルヘルス不調者を対処療法的にケアするのではなく、元気な人も含めすべての従業員のメンタルヘルスを重要な経営資源と捉え、職場全体の心身の健康度を向上させ、組織を活性化しようとする取り組み」を目指しています。東京都では、「職場のメンタルヘルス対策推進週間」を設定し、普及啓発を行っています。

また東京大学大学院医学系研究科精神保健学分野は公益財団法人日本生産性本部と協同して、「健康いきいき職場づくりフォーラム」を設置し、経営が行うポジティブメンタルヘルスを推進しています。このフォーラムは「健康いきいき職場づくり」の考え方と具体的方策を国内に広く普及し、これを通じて働く人の心身の健康増進と会社の生産性向上を支援することを目的としています。このように、官民を含めて、職場のポジティブメンタルヘルス活動を支援する組織がしだいに増えつつあり、ポジティブメンタルヘルスに関心を持つ経営者や人事労務担当者が学ぶことのできる場が増えています。

https://www.johas.go.jp/sangyouhoken/johoteikyo/tabid/1330/Default.aspx（アクセス日2021/8/21）
8）吉川　徹・川上憲人・小木和孝・堤明純・島津美由紀・長見まき子・島津明人「職場環境改善のためのメンタルヘルスアクションチェックリストの開発」、産業衛生学雑誌49、127-142頁、2007年.
9）中央労働災害防止協会編「メンタルヘルスのための職場環境改善—「職場環境改善のためのヒント集」ですすめるチェックポイント30」、中央労働災害防止協会、2010年.
10）アクションチェックリスト作成ワーキンググループ「職場環境などの改善方法とその支援方策に関する研究」職場環境等改善のためのヒント集（メンタルヘルスアクションチェックリスト）」、2005年. https://www.jstress.net/ACL/index.html（アクセス日2021/8/21）
11）島津明人・関屋裕希・今村幸太郎『 職場のストレスマネジメント（CD付き）：セルフケア教育の企画・実施マニュアル』、誠信書房、2014年.
12）厚生労働省「テレワークの適切な導入及び実施の推進のためのガイドライン」2021年. https://www.mhlw.go.jp/stf/seisakunitsuite/bunya/koyou_roudou/roudoukijun/shigoto/guideline.html
13）厚生労働省.「事業場における労働者の健康情報等の取扱規程を策定するための手引き」2019年. https://www.mhlw.go.jp/content/000497426.pdf（アクセス日2021/8/21）
14）厚生労働省.「事業主が職場における優越的な関係を背景とした言動に起因する問題に関して雇用管理上講ずべき措置等についての指針」（令和2年厚生労働省告示第5号）
https://www.mhlw.go.jp/content/11900000/000605661.pdf（アクセス日2021/8/21）
15）厚生労働省「 事業主が職場における性的言動に起因する問題に関して雇用管理上講ずべき措置等についての指針」（平成18年厚生労働省告示第615号）
https://www.mhlw.go.jp/content/11900000/000605548.pdf（アクセス日2021/8/21）
16）厚生労働省「事業主が職場における妊娠、出産等に関する言動に起因する問題に関して雇用管理上講ずべき措置等についての指針」（平成28年厚生労働省告示第312号）
https://www.mhlw.go.jp/content/11900000/000605635.pdf（アクセス日2021/8/21）
17）厚生労働省「子の養育又は家族の介護を行い、又は行うこととなる労働者の職業生活と家庭生活との両立が図られるようにするために事業主が講ずべき措置等に関する指針」（平成21年厚生労働省告示第 09号）
https://www.mhlw.go.jp/content/11900000/000611025.pdf（アクセス日2021/8/21）

第4章

1）厚生労働省「労働者の心の健康の保持増進に関する指針（2006、2015, 2021年改訂）」同前
2）厚生労働省「ストレスチェック等の職場におけるメンタルヘルス対策・過重労働対策等」
https://www.mhlw.go.jp/bunya/roudoukijun/anzeneisei12/（アクセス日2021/8/21）

第5章

1）ウィルマー・B・シャウフェリ、ピーターナル・ダイクストラ著、島津明人・佐藤美奈子 訳『ワーク・エンゲイジメント入門』、星和書店、2012年.
2）川上憲人・島津明人・守島基博他『健康いきいき職場づくり：組織変革のすすめ』、生産性出版、2014年.
3）川上憲人著『ここからはじめる 働く人のポジティブメンタルヘルス－事例で学ぶ考え方と実践ポイント』、大修館書店、2019年.

参考文献

第２章

1)厚生労働省「平成30年労働安全衛生調査」
https://www.mhlw.go.jp/toukei/list/h30-46-50b.html(アクセス日2021/8/21)
2)井上彰臣・川上憲人「仕事によるストレスによって精神疾患は発症するか？」日本産業精神保健学会編『ここが知りたい！職場のメンタルヘルスケア：精神医学の知識＆精神医療との連携法(改訂2版)』、5－7頁、南山堂、2016年.
3)米国精神医学会編・日本精神神経学会監修『DSM-5 精神疾患の分類と診断の手引』医学書院、2014年.
4)川上憲人・今村幸太郎・小林由佳・難波克行・森田哲也・有馬秀晃・原雄二郎・土屋一成「職場で困った行動チェックリストの作成　いわゆる「新型うつ病」事例の特徴の整理と類型化」、産業医学ジャーナル 38巻3号、42-48頁、2015年.
5)ストレスと健康・全国調査2013-2015(世界精神保健日本調査セカンド)のページ
http://wmhj2.jp/(アクセス日2021/8/21)

第３章

1)厚生労働省「労働者の心の健康の保持増進に関する指針(2006、2015、2021年改訂)」
https://www.mhlw.go.jp/hourei/doc/tsuchi/T210209K0020.pdf(アクセス日2021/8/21)
2)小林由佳「4章　人も組織も活かすケースマネジメント」、川上憲人・小林由佳編著『ポジティブメンタルヘルス：いきいき職場づくりへのアプローチ』、倍風館、94－113頁、2015年.
3)厚生労働省「心の健康問題により休業した労働者の職場復帰支援の手引き」
https://www.mhlw.go.jp/new-info/kobetu/roudou/gyousei/anzen/101004-1.html(アクセス日2021/8/21)
4)(社)全国労働衛生団体連合会「平成21年度 厚生労働省委託事業 メンタルヘルス不調の労働者の再チャレンジ支援のための専門家派遣事業に係る総括報告書【 手引き編 】2010年」
https://www.jaish.gr.jp/information/mental/soukatuHoukoku_h22.pdf(アクセス日2021/8/21)
5)川上憲人・今村幸太郎・浅井裕美他「 復職者の再発予防のための管理監督者教育及び職場環境改善の手法の開発」、『平成27年度労災疾病臨床研究事業費補助金「メンタルヘルス不調による休職者に対する科学的根拠に基づく新しい支援方策の開発」(14070101—01)報告書(堤　明純)』、2016年.
https://www.mhlw.go.jp/seisakunitsuite/bunya/koyou_roudou/roudoukijun/rousai/hojokin/dl/26_14070101-01_01.pdf(アクセス日2021/8/21)
6)永田頌史「自殺対策マニュアル労働者向け自殺予防教育プログラム、マニュアルの開発およびEAPによる介入的アプローチの効果評価」、『平成14～16年度厚生労働科学研究費補助金(労働安全衛生総合研究事業)「労働者の自殺リスク評価と対応に関する研究」総合研究報告書(主任研究者　川上憲人)』、2005年.
7)労働者健康安全機構. これからはじめる職場環境改善～スタートのための手引～研修の教材, 2018年

おわりに

この本では、私が行ってきた様々な管理監督者向けの教育研修や、東京大学で開講している「東京大学職場のメンタルヘルス専門家養成コース」（ＴＯＭＨ）のプログラムを参考に、初めての人でも職場のメンタルヘルスのための活動が全体的に理解できるように解説してきました。この改訂版では、さらに最近の法令の改正やコロナ禍のような状況での対応に関する説明を加えています。

最後に、3つだけ、職場のメンタルヘルス活動の原則をお伝えしておきたいと思います。

1つめは、「職場のメンタルヘルスは、愛と法律でできている」ことです。今日の職場のメンタルヘルスには法律や判例を知らないと適切な対応ができません。特に精神障害などの労働災害や過労自殺などの法的リスクのマネジメントを忘れるわけにはいきません。しかしその一方で、経営者や人事労務担当者が従業員を大事にしたいと考えているという、「愛」のメッセージがなければ、従業員は会社を信頼せず、メンタルヘルスの対策はうまく進みません。職場のメンタルヘルスを実践する時には、法律だけでなく、従業員への「愛」が必要なことを覚えておいてください。

2つめに、職場のメンタルヘルスの個々の事例に対応する時には、しばしば先が見えない、困難な場面や事例に出会うこともあります。このような場面では、結果よりも自分が「最大限の努力をしているか」を自問してみましょう。困難な場面であればあるほど、本人を含めた関係者で話し合って、皆が納得できる方針を決めるという手順をとったかどうかが大事になってきます。

3つめに、「決して1人でやろうと思わない」ことを再確認しておきましょう。診断や治療について専門的な助言が必要な場合には、産業医や精神科医などに尋ねます。法律的な側面について助言が欲しい場合には法律の専門家に依頼します。管理監督者は職場での対応を、人事労務担当者に相談します。様々な立場の人がそれぞれに役割を果たし、連携し合い、会社全体で職場のメンタルヘルス活動が進むことが理想の姿です。

最後に、「東京大学職場のメンタルヘルス専門家養成コース」（ＴＯＭＨ）研究会のメンバーに御礼を申し上げたいと思います。

また、改訂版でも大変お世話になった株式会社大修館書店の編集者、髙山真紀様に御礼を申し上げます。

２０２１年７月

川上憲人

［著者紹介］

川上憲人（かわかみ　のりと）

東京大学大学院医学系研究科　精神保健学分野教授。

１９５７年生まれ。

１９８１年岐阜大学医学部卒業、１９８５年東京大学大学院医学系博士課程（社会医学専攻）単位取得済み退学、１９８５年東京大学医学部助手、米国テキサス大学公衆衛生大学院客員研究員、岐阜大学医学部助教授、岡山大学医学部教授を経て、２００６年より現職。

専門は、職場のメンタルヘルス、地域の精神保健疫学、行動医学。

厚生労働省の『労働者のメンタルヘルス対策に関する検討委員会』委員などを務めた。現在では、『健康いきいき職場づくりフォーラム』や東京大学職場のメンタルヘルスの専門家養成コースなどにも積極的に取り組む。

主な著書は、『健康いきいき職場づくり』（生産性出版、２０１４年）、『社会と健康：健康格差解消に向けた統合科学的アプローチ』（東京大学出版会、２０１５年）、『ここからはじめる 働く人のポジティブメンタルヘルス―事例で学ぶ考え方と実践ポイント―』（大修館書店、２０１９年）など多数。

基礎《きそ》からはじめる 職場《しょくば》のメンタルヘルス　改訂版《かいていばん》

―事例《じれい》で学《まな》ぶ考《かんが》え方《かた》と実践《じっせん》ポイント―

NDC336/xii,259p/19cm

初　版第一刷―二〇一七年七月一〇日

改訂版第一刷―二〇二一年一一月一日

著者―――川上憲人《かわかみのりと》

発行者―――鈴木一行

発行所―――株式会社　大修館書店

〒一一三-八五四一　東京都文京区湯島二-一-一

電話03-3868-2651（販売部）

03-3868-2266（編集部）

振替00190-7-40504

［出版情報］https://www.taishukan.co.jp

装丁者―――小口翔平＋須貝美咲（tobufune）

本文デザイン―阿部早紀子（tobufune）

組版―――明昌堂

印刷所―――八光印刷

製本所―――難波製本

ISBN978-4-469-26922-2　Printed in Japan